Wolfgang Möhring

Der große Rückentrainer

Ein Praxisbuch

WILHELM HEYNE VERLAG
MÜNCHEN

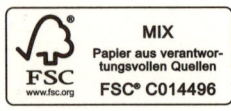

Verlagsgruppe Random House FSC-DEU-0100
Das für dieses Buch verwendete FSC®-zertifizierte Papier
Lux Cream liefert Stora Enso, Finnland.

Originalausgabe 3/2011

Copyright © 2011 by Wilhelm Heyne Verlag, München,
in der Verlagsgruppe Random House GmbH
www.heyne.de
Printed in Germany 2011
Redaktion: Christoph Nettersheim
Umschlaggestaltung: eisele grafik-design, München
Umschlagillustration: Shutterstock
Innenillustrationen: Susanne Gebert / Matthias Reinhard, Nürnberg
Gestaltung und Satz: Matthias Reinhard Grafik-Design, Nürnberg
Druck und Bindung: GGP Media GmbH, Pößneck

ISBN-13: 978-3-453-60167-3

Inhalt

Einige Worte zuvor — 7

Die Wirbelsäule – zentrale Achse unseres Körpers — 10
1. Aufbau und Funktion unserer Wirbelsäule — 10
2. Die Entstehung von Rückenbeschwerden — 15

Die beste Vorbeugung ist eine korrekte Körperhaltung — 23
1. Richtige und falsche Haltung — 24
2. Entwicklung von Körperbewusstsein — 28
3. Die »Bewusstseinsbefehle« nach Alexander — 33
4. Übungen zur Lockerung verspannter Muskeln — 35

Entspannungsübungen — 38
1. Allgemeine Anleitung für die Entspannungsübungen — 39
2. Gezielte Entspannungsreise durch Ihren Körper (ca. 10–30 Minuten) — 40
3. Entspannende Übung zur stufenweisen Vertiefung der Atmung (ca. 15–20 Minuten) — 41
4. Das »innere Lächeln« (ca. 15–30 Minuten) — 44
5. Progressive Muskelentspannung (ca. 30 Minuten) — 45

Rückengerechtes Verhalten im Alltag — 49
1. Stehen und Gehen — 49
2. Bücken und Heben — 51
3. Richtig liegen — 54
4. Richtig sitzen — 56
5. Sich bewegen bringt Segen — 60
6. Unsere Ernährung – Fundament jeglicher Gesundheit — 64
7. Die 10 Rückenprinzipien — 66
8. Praktische Beispiele für einen rückengerechten Tag — 67

Die Übungsprogramme — 68
1. Trainingsanleitung für alle Übungsprogramme — 69
2. Programm I — 71
3. Programm II (ca. 18–20 Minuten) — 80
4. Programm III (ca. 20–30 Minuten) — 92
5. Programm IV (ca. 30–40 Minuten) — 108
6. Spezielle Kurzprogramme — 122

Vitalisierende vorbeugende Trainingsprogramme — 135
1. Meridiandehnungsprogramm (ca. 15–20 Minuten) — 136
2. Das effektive Vorbeugungsprogramm für Anspruchsvolle (ca. 40 Minuten) — 142

Schnelle Hilfe bei leichten Rückenproblemen — 144
1. Wärme oder Kälte? — 144
2. Lokale schmerzlindernde und durchblutungsförderdernde Maßnahmen — 145
3. Wasseranwendungen — 147
4. Akupressurprogramm — 149

Schnelle Hilfe bei akuten Rückenbeschwerden — 156
1. Entlastende Stufenlagerung — 157
2. Lokale Maßnahmen bei akuten Beschwerden zur ersten Hilfe — 158
3. Visualisierungsübung zur Schmerzbewältigung (ca. 15–30 Minuten) — 159

Wegweiser für Expertenhilfe bei Rückenbeschwerden — 161
1. Manuelle Medizin — 161
2. Weitere für Rückenbeschwerden geeignete manuelle Verfahren — 168
3. Weitere Möglichkeiten des naturheilkundlich orientierten Therapeuten — 171

Literaturverzeichnis — 175

Einige Worte zuvor

Rückenbeschwerden sind eine weit verbreitete Plage. Nicht weniger als vier von fünf Menschen leiden im Verlauf ihres Lebens mindestens einmal darunter. Viele haben über Jahre oder sogar Jahrzehnte hinweg mit Schmerzen im Bereich des Rückens zu kämpfen.

In der Regel spielen bei der Entstehung von Rückenbeschwerden mehrere Faktoren zusammen. Neben einem altersbedingten vorzeitigen Verschleiß der Wirbelsäule liegt eine Hauptursache in ungünstigen Körperhaltungen, die man sich im Laufe vieler Jahre angewöhnt hat. Es entstehen dann Bewegungsmuster, die unbewusst immer auf die gleiche Art und Weise ablaufen und auf Dauer zu Verspannungen der Muskulatur führen, später dann zu Verschleißerscheinungen der Wirbel, Gelenke und Bandscheiben. Einseitige Tätigkeiten, vor allem in Kombination mit Bewegungsmangel, sind eine weitere äußerst verbreitete Ursache. Der sitzende Büromensch, der hauptsächlich am Computer oder Schreibtisch arbeitet, bekommt nahezu zwangsläufig früher oder später Rückenbeschwerden, wenn er nicht auf ausreichenden Bewegungsausgleich achtet. In vielen Fällen kommen noch Übergewicht und ungeeignete Schuhe als zusätzliche rückenbelastende Faktoren hinzu. Unmittelbare Auslöser für akute Beschwerden können dann kurzfristige Überlastungen durch ruckartige Bewegungen oder falsches Heben, Fehlbelastungen durch falsche Technik beim Sport oder aber auch Zugluft oder Wetterwechsel sein.

Fehlhaltungen und falsche Belastung führen auf Dauer zu einer Verkrampfung der Rückenmuskulatur. Der Rücken tut dann weh, oft schon lange, bevor es zu organischen Veränderungen an der Wirbelsäule kommt. Begreifen Sie Schmerzen daher immer als Warnsignal und werden Sie rechtzeitig aktiv, sodass es gar nicht erst zu ernsthaften Verschleißerscheinungen bis hin zu einem akuten Bandscheibenvorfall kommt.

Bei jedem Rückentraining ist Ihre aktive Mitarbeit gefragt. Wenn Sie im Alltag auf Ihre Körperhaltung achten, bei einseitigen Belastungen für Ausgleich sorgen und täglich ein kleines Programm absolvieren, durch das die Muskulatur gestärkt und die Rückenbeweglichkeit gefördert wird, können Sie Rückenbeschwerden vorbeugen beziehungsweise oft ein erneutes Auftreten verhindern. Für einen gesunden Rücken ist der Wechsel aus Anspannung und Entspannung, aus Bewegung und Ruhe, aus Aktivität und Passivität wichtig. Wenn Sie »in Bewegung bleiben«, werden die altersbedingten Abbauvorgänge Ihres Körpers wesentlich verlangsamt. Ein gesundes und trainiertes Bewegungssystem kann normale Beanspruchungen bis ins hohe Alter hinein aushalten.

»Der große Rückentrainer« ist ein Praxisbuch, das Ihnen zeigt, wie Sie Haltungsfehler entlarven und sich wieder rückengerecht bewegen und halten lernen können. Eine Vielzahl von Übungen in verschiedenen Schwierigkeitsgraden wurde zu aufeinander aufbauenden Programmen zusammengestellt, die der Haltungsverbesserung und der Stabilisierung der Rückenmuskulatur dienen – für Menschen mit Rückenbeschwerden ebenso wie für Gesunde zur Vorbeugung. Da auch Stress über die Erhöhung der allgemeinen Muskelspannung das Auftreten von Rückenbeschwerden begünstigt und sogar akute Beschwerden auslösen kann, werden einige spezielle Entspannungsmethoden angeführt, die geeignet sind, diesen Stress zu reduzieren und eine Genesung im Krankheitsfall zu beschleunigen.

Jeder Mensch hat andere Schwachpunkte, sodass nicht jede Übung für jeden Menschen gleich gut geeignet ist. Stellen Sie sich daher mit der Zeit Ihr eigenes, individuelles Trainingsprogramm zusammen. Scheuen Sie sich auch nicht, die Hilfe eines erfahrenen Therapeuten in Anspruch zu nehmen, wenn Sie dabei unsicher sind. Bedenken Sie, dass Sie den natürlichen Alterungsprozess Ihrer Wirbelsäule verlangsamen können, indem Sie Ihre Rückenmuskulatur auf die richtige Weise kräftigen und die Gelenkbeweglichkeit fördern.

Oft ist es für den Laien nicht ganz einfach, aus der Vielzahl der heute angebotenen verschiedenen Therapieformen die für ihn richtige herauszufinden. Aus diesem Grund werden am Schluss des Buches die wichtigsten geeigneten in einigen kurzen Absätzen vorgestellt. Für den Krankheitsfall finden Sie auch verschiedene Maßnahmen zur Selbstbehandlung leichter und schwerer Rückenbeschwerden.

Die Wirbelsäule – zentrale Achse unseres Körpers

Die Wirbelsäule, unser Rückgrat, stellt die zentrale tragende Achse des Körpers aller Wirbeltiere dar, so auch des Menschen. Die lotrechte Ausrichtung seiner Körperanatomie erlaubt dem Menschen eine Besonderheit: seinen aufrechten Gang. Dadurch kann und muss er sich zwischen oben und unten, dem taoistischen Yang des Himmels und dem Yin der Erde entfalten.

❶ Aufbau und Funktion unserer Wirbelsäule

Wirbel und Bandscheiben

Stellen Sie sich die Wirbelsäule als eine aus Schichten zusammengesetzte Säule vor. Diese Schichten bestehen aus den Wirbelknochen mit den kleinen Wirbelgelenken und den dazwischenliegenden Bandscheiben. Ein Wirbel ist aufgebaut aus Wirbelkörper, Wirbelbogen, Dorn-, Quer- und Gelenkfortsätzen und dem Wirbelloch, in dem sich das Rückenmark befindet (Abb. 1). Der kräftige Wirbelkörper übt die Haupttragefunktion aus. Jeweils zwei Wirbelkörper sind über die Gelenkfortsätze mit den Nachbarwirbeln gelenkig verbunden und von einer Gelenkkapsel umhüllt. An den Wirbelkörpern sowie den Dorn- und Querfortsätzen setzen Bänder und Muskeln an, die für Stabilität sorgen.

Zwischen den einzelnen Wirbeln befinden sich die Bandscheiben. Ihre Elastizität und Plastizität ermöglichen es ihnen, Druckkräfte aufzunehmen und sie gleichmäßig auf ihre Gesamtfläche und damit auch auf die des Wirbelkörpers zu verteilen, etwa nach dem Prinzip eines Stoßdämpfers. Der gallertartige Kern der Bandscheibe wird dabei zum Drehpunkt zwischen den Wirbelkörpern. Die Bandscheiben tragen erheblich zur Beweglichkeit der Wirbelsäule bei und verhindern ein Aufeinanderreiben der einzelnen Wirbel. Von großer Bedeutung für die Gesunderhaltung unserer Wirbelsäule ist die Ernährung der Bandscheiben, die durch das richtige Verhältnis von Belastung und Entlastung zustande kommt. Bei Belastung werden die Bandscheiben zusammengedrückt, wodurch Flüssigkeit und Abbaustoffe herausgedrückt werden; bei Entlastung, wie zum Beispiel im Liegen, saugen sie sich mit Flüssigkeit und frischen Nährstoffen voll.

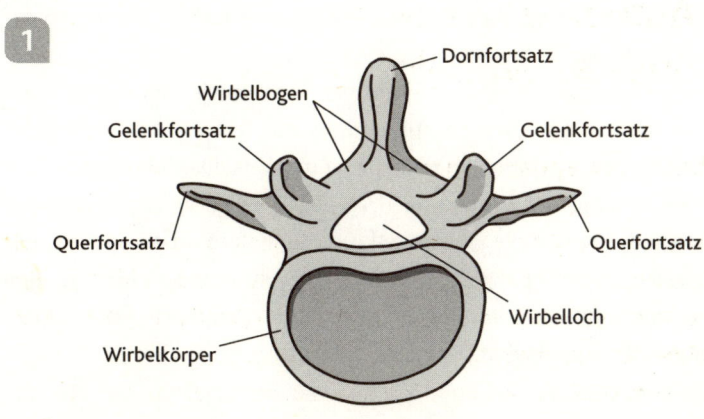

Rumpf- und Rückenmuskulatur

Für die Stabilität des Rückens spielen die Rumpfmuskulatur und die oberflächliche und tiefe Rückenmuskulatur eine besonders wichtige Rolle. Mithilfe der Rumpfmuskulatur (oberflächliche Rücken-, Bauch-, Hüft- und Beckenbodenmuskulatur) wird die Wirbelsäule aufrecht gehalten und bewegt. Über die Rumpfmuskulatur ist die Wirbelsäule muskulär mit dem Brustkorb, dem Kopf sowie den Armen und Beinen verbunden. Die Rumpfmuskulatur lässt sich gezielt trainieren, im Unterschied zur tief liegenden Rückenmuskulatur. Diese setzt direkt an der Wirbelsäule an und hält sie aufrecht. Die Muskeln bilden hierbei ein ausgeklügeltes Verspannungssystem. Wie kompliziert dieses System ist, zeigen die vielfältigen Ansatzpunkte der Muskeln: Jeder Dornfortsatz eines Wirbels ist beispielsweise mit mehreren Querfortsätzen und umgekehrt jeder Querfortsatz mit diversen Dornfortsätzen durch kleine Muskelzüge verbunden. Außerdem ist die Tiefenmuskulatur an allen Bewegungen der Wirbelsäule beteiligt, zum Beispiel der Beugung nach hinten oder seitlich sowie der Drehung nach rechts oder links. Das Signal zur Bewegung erhalten diese Rückenmuskeln von Ästen der Spinalnerven aus dem Rückenmark.

Die Bauchmuskeln sind ein wichtiger Gegenspieler der Rückenmuskulatur. Steht man natürlich aufrecht, ist das Becken waagrecht oder leicht nach vorne gekippt. Sind die Bauchmuskeln allerdings schlaff und untrainiert, kippt das Becken nach vorne. Als Folge verkürzen sich die Rückenmuskeln, und die Rückwärtskrümmung der Wirbelsäule im Lendenbereich nimmt zu. Dies nennt man im Volksmund Hohlkreuz. Eine gut trainierte Rumpf- und Rückenmuskulatur stabilisiert und entlastet die Wirbelsäule und wirkt Verschleiß entgegen.

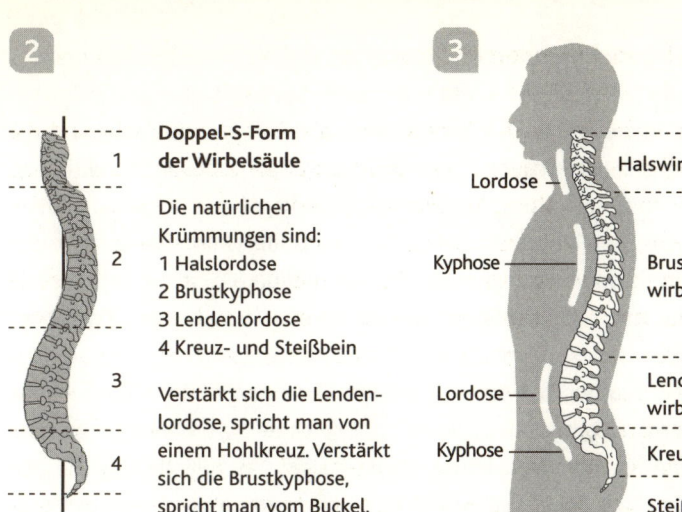

Doppel-S-Form der Wirbelsäule

Die natürlichen Krümmungen sind:
1 Halslordose
2 Brustkyphose
3 Lendenlordose
4 Kreuz- und Steißbein

Verstärkt sich die Lendenlordose, spricht man von einem Hohlkreuz. Verstärkt sich die Brustkyphose, spricht man vom Buckel.

Funktionen und Bewegungen der Wirbelsäule

Die Wirbelsäule bildet die knöcherne Mitte unseres Körpers. Alle Teile des Knochenskeletts sind mit ihr verbunden. Sie trägt den Kopf, erlaubt uns Bewegungen in alle Richtungen und schützt das Rückenmark. Über den im Inneren der Wirbelsäule verlaufenden Rückenmarkskanal, der von den Wirbellöchern gebildet wird, werden alle Bereiche und Organe unseres Körpers mit dem sensorischen, dem motorischen und dem vegetativen Nervensystem unseres Körpers sowie dem Großhirn verbunden. Die natürliche Form unserer Wirbelsäule besteht aus einem Doppel-S (Abb. 2), wodurch unsere aufrechte Haltung stabilisiert wird. Die Krümmungen garantieren ein Maximum an Stabilität, da senkrechte Stoßbewegungen beim Gehen und Laufen optimal abgefedert werden können. Im Bereich der Hals- und Lendenwirbelsäule finden wir eine Lordose (Krümmung bauchwärts, also nach vorne), im Bereich von Brustwirbelsäule sowie Kreuz- und Steißbein eine Kyphose (Krümmung rückwärts, also nach hinten). Diese natürlichen Krümmungen unseres Rückgrats (Abb. 3) sind wichtig für seine Stabilität und gewährleisten eine optimale Funktion. Verstärkt sich im Laufe unseres Lebens diese natürliche S-Schwingung, zum Beispiel durch jahrelang praktizierte falsche Haltungsmuster, kommt es in der Regel zu einem vorzeitigen Verschleiß der anatomischen und physiologischen Strukturen der Wirbelsäule sowie an Muskeln, Sehnen, Bändern, Wirbelgelenken und Wirbelknochen und besonders der aus Knorpel bestehenden Zwischenwirbelscheiben (= Bandscheiben).

Der Aufbau der Wirbelsäule erlaubt Bewegungen nach allen Seiten, nach vorn, nach hinten, zur Seite und die Drehung um ihre Längsachse (Rotation). Am beweglichsten ist die Halswirbelsäule (HWS), die den Kopf trägt und daher besonders der Unterstützung durch eine gut ausgebildete Hals-, Nacken- und Schultermuskulatur bedarf. Durch Verspannungen und Wirbelblockaden kommt es in diesem Abschnitt der Wirbelsäule sehr häufig zu Beschwerden und vorzeitigen Verschleißerscheinungen. Am wenigsten beweglich, dafür sehr stabil ist die Brustwirbelsäule (BWS), da sie über die Rippen mit dem Brustkorb in Verbindung steht. Am besten sind hier seitliche Bewegungen und Drehbewegungen durchführbar, weniger gut Neigungen nach vorn und hinten. Die Lendenwirbelsäule (LWS) ist nach allen Seiten hin gut beweglich mit Ausnahme von Drehbewegungen, die nur eingeschränkt möglich sind. Auf der Lendenwirbelsäule lastet das Hauptgewicht, daher besitzt sie auch die größten Wirbel. Am Übergang zwischen dem vierten und fünften Lendenwirbel sowie dem fünften Lendenwirbel und dem Kreuzbein kommt es besonders häufig zu Beschwerden der Wirbelsäule.

Kreuz- und Steißbein bestehen aus zu Knochenplatten miteinander verschmolzenen Wirbeln. Das Kreuzbein ist zum einen Bestandteil der Wirbelsäule und zum anderen Teil des knöchernen Beckens. Das Kreuzbein-Darmbein-Gelenk, die knöcherne Verbindung zwischen dem Darmbein des Beckens und dem Kreuzbein, verbindet Becken und Wirbelsäule gelenkig miteinander. Häufig ist dieses Gelenk in seiner

Beweglichkeit eingeschränkt, was zu einer veränderten Körperstatik und eingeschränkten Beweglichkeit der Wirbelgelenke vor allem im Bereich des unteren Rückens und damit wiederum zu frühzeitigem Verschleiß und Beschwerden führen kann.

❷ Die Entstehung von Rückenbeschwerden

Die natürliche Form unserer Wirbelsäule, das Doppel-S (s. Abb. 2), garantiert ein Maximum an Stabilität. Bei einer Abweichung von dieser natürlichen Krümmung tritt ein Effekt auf, als ob man an einen gebogenen Draht ein Gewicht hängt: Die Biegung des Drahtes verstärkt sich. Genauso verhält sich unsere Wirbelsäule, wenn sie an einem überhängenden Punkt ständig vermehrt belastet wird.

Zunächst reagiert die Muskulatur, die die Wirbelsäule stützt und umgibt, mit vermehrter Anspannung. Da Rumpf- und Rückenmuskulatur eine besondere Bedeutung für eine ausbalancierte Körperhaltung besitzen, werden sie als Erstes in Mitleidenschaft gezogen. Häufig kommt es hierbei bereits zu Schmerzen. Kann die Muskulatur die zusätzliche Belastung nicht mehr kompensieren, wird als Folge die natürliche Krümmung der Wirbelsäule verstärkt, und es entwickelt sich ein Hohlkreuz, ein Buckel oder eine verstärkte Halslordose. Im Laufe der Jahre kommt es schließlich zu Verschleißerscheinungen und damit zu Beschwerden.

Dieser Effekt ist natürlich abhängig vom Gesamtzustand unseres Knochen-Muskel-Sehnen-Apparates, unserer allgemeinen Körperhaltung und von Zusatzfaktoren wie Übergewicht oder falscher Belastung durch einseitige berufliche Tätigkeiten, sodass nicht jeder Mensch auf die zusätzliche negative Belastung gleich schnell mit Beschwerden reagiert.

Die Hauptursachen für Rückenbeschwerden: haltungs- und bewegungsbedingte vermehrte Belastungen der Wirbelsäule

Wie stark unsere Bandscheiben belastet werden, hängt vor allem von der Position der Wirbelsäule ab. Im Liegen werden sie am wenigsten belastet und können sich erholen. Im Stehen ist die Belastung stärker, noch stärker im Sitzen. Daraus erklärt sich auch die Häufigkeit von Rückenschmerzen bei Menschen, die überwiegend im Sitzen arbeiten. Jede Form von Fehlhaltung, von falscher Belastung und von Bewegungsmangel verhindert eine ausreichende Ernährung der Bandscheiben, beschleunigt dadurch den natürlichen Abbauprozess und führt zu vorzeitigen Verschleißerscheinungen.

Falsche Belastung:
Zu einer falschen Belastung unserer Wirbelsäule kommt es oft durch bestimmte einseitige, stereotyp sich wiederholende Tätigkeiten und Bewegungen. Wenn Sie eine schwere Last mit gebeugtem Rücken heben, wird in erster Linie das vordere Drittel der Bandscheiben belastet, das hintere Drittel steht unter Zugspannung. Bei geradem Rücken verteilt sich während des Hebevorgangs die Druckspannung auf die gesamte Oberfläche der Bandscheibe, Zugbeanspruchungen treten kaum auf. Da die Biege- und Zugfestigkeit des Bandscheibenknorpels wesentlich geringer ist als seine Druckfestigkeit, kommt es bei jahrelanger falscher Belastung, wie zum Beispiel falschem Heben oder häufigen Drehbewegungen unter Belastung, meist rasch zu Verschleißerscheinungen. Richtig wäre es, Lasten aus der Kniebeuge heraus mit geradem Rücken zu heben (s. S. 51 f.). Auch sollten Drehbewegungen nicht unter Belastung durchgeführt werden, da es sonst zu einer erheblichen Zusatzbelastung der Wirbelsäule kommt. Rückenschonend ist es, wenn man den ganzen Körper zu der Seite hin wendet, wo man die Arbeit verrichten, in diesem Beispiel also die Last aufnehmen oder absetzen will.

Weitere Beispiele für einseitige Tätigkeiten, die zu einer vermehrten Belastung der Wirbelsäule führen, sind häufiges Überkopfarbeiten von Handwerkern und langes Stehen ohne Bewegungsausgleich, wie es bei verschiedenen Berufen wie etwa Friseuren vorkommt. Auch jede Form von einseitigem Tragen führt auf Dauer zur übermäßigen Belastung der Wirbelsäule, ihrer Gelenke, Muskeln, Sehnen und Bänder. Bis die heute üblichen Rucksäcke in Mode kamen, entwickelten viele Schulkinder Skoliosen (seitliche Verbiegungen der Wirbelsäule mit Verdrehung und späterer Versteifung einzelner Wirbelkörper) aufgrund des einseitigen Tragens schwerer Schulranzen.

Ein besonderes Problem ist das übermäßige Sitzen. Stundenlanges statisches Sitzen führt zu einer deutlich vermehrten Belastung der Wirbelsäule, stärker als langes Stehen oder Gehen. Die meisten Menschen achten außerdem nicht genug auf den notwendigen Bewegungsausgleich. Kinder müssen oft schon in den Kindertagesstätten längere Zeit sitzen und verlernen dabei häufig, ihrem natürlichen Bewegungsdrang zu folgen. Spätestens in der Schule müssen sie dann viele Stunden ruhig sitzen. Ausgleichende sportliche Aktivitäten werden an den meisten Schulen in nur sehr begrenztem Umfang angeboten. Im Laufe seines weiteren Lebens sitzt ein Mensch dann oft viele Stunden täglich am Computer, nicht selten den ganzen Tag. Kommen wir nach getaner Arbeit nach Hause, haben wir inzwischen die zeitsparende Möglichkeit, Einkäufe, Bankgeschäfte und Informationsbeschaffung wiederum im Sitzen zu erledigen – online, am PC. Und danach wartet ja als Belohnung der Fernseher auf uns, sodass wir uns überhaupt nicht mehr bewegen müssen. Bei dieser Lebensweise wird sich niemand ernsthaft wundern, wenn er Jahr für Jahr an Gewicht zulegt. Hier ist es notwendig, aktiv etwas zu unternehmen und auf jede Sitzphase eine Bewegungsphase folgen zu lassen. Ein kurzes Übungsprogramm kann jeder nach einer Stunde sitzender Tätigkeit absolvieren.

Falsche Körperhaltung:
Ähnliche Zugbeanspruchungen wie bei einseitigen Belastungen, wenn auch in geringerem Ausmaß, treten bei schlechter Körperhaltung auf. Wird der Kopf zu lange nach vorn gestreckt gehalten, muss die Nackenmuskulatur erheblich mehr Arbeit leisten, da der Kopf sich nicht mehr im Lot befindet und ihn die Schwerkraft nach unten zieht. Oft hat eine auf diese Weise vorgeschobene Halswirbelsäule einen Rundrücken im Brustwirbelbereich zur Folge. Nach einiger Zeit kann es dann schon bei einfacher Hausarbeit zu einem Hexenschuss (= Lumbago, Muskelhartspann entlang der Lendenwirbelsäule) kommen.

Durch dauerhafte Haltungsfehler verstärken sich die natürlichen Wirbelsäulenkrümmungen bis hin zum Buckel (Rundrücken) oder Hohlkreuz (Hohlrücken). Bei einem Hohlkreuz wird das Becken zu stark nach vorne gekippt, wodurch die Belastung nicht mehr gleichmäßig auf die ganze Fläche der Bandscheibe verteilt wird. Es entsteht ein punktförmiger Belastungsdruck bei den Bandscheiben im Lendenwirbelbereich, was zu einer erhöhten Abnutzungsgefahr führt, auch der kleinen Zwischenwirbelgelenke. In der Regel ist bei einem Hohlkreuz die Bauchmuskulatur zu schwach. Oft sind es bestimmte Verhaltensmuster, wie zum Beispiel jede Form von andauernder Ängstlichkeit oder das Gefühl, sich ständig behaupten zu müssen, die zu einem Hohlkreuz führen. Aufgrund der genannten psychologischen Muster kommt es zunächst zu vermehrter Muskelspannung, und man drückt die Knie durch, was automatisch zu einer Verstärkung der Lendenlordose und damit auf Dauer zu einem Hohlkreuz führt.

Ursache eines Rundrückens oder Buckels ist meist eine Muskelschwäche im oberen Rückenbereich. Die Gründe können in Bewegungsmangel, dauerhaften schlechten Sitz- oder Stehgewohnheiten oder Zuständen von Depression, Traurigkeit und Unsicherheit liegen. Der Schultergürtel ist bei einem Rundrücken nach vorne verlagert, was zu ungünstigen Bandscheibenbelastungen, aber darüber hinaus auch zu Behinderungen der Atmung führen kann.

Faktoren, die das Auftreten von Rückenbeschwerden begünstigen

Neben falscher Belastung und falscher Körperhaltung gibt es verschiedene weitere Faktoren, die das Auftreten von Rückenbeschwerden zusätzlich begünstigen:

Bewegungsmangel: Eine zu geringe Stützung der Wirbelsäule durch eine zu geringe Muskelspannung der sie umgebenden Muskulatur führt zu rascherem Verschleiß. Zudem verlangsamt sich dabei auch der Stoffwechsel mit seinen Aufbau- und Entschlackungsprozessen.

Übergewicht: Vermehrtes Gewicht führt zu einer verstärkten Zugspannung an der Wirbelsäule und begünstigt eine Hohlkreuzhaltung.

Kleidung und Schuhwerk: Zu enge Kleidung, wie zum Beispiel Jeans, führt zur Einschnürung der Muskulatur, die dadurch ihre Aufgaben nicht mehr so gut wahrnehmen kann. Hochhackige Schuhe und Schuhe mit ungenügend stoßdämpfenden Sohlen belasten direkt die Bandscheiben und führen zu einer falschen Körperhaltung.

Psychische Ursachen: Langfristig bestehende emotionale Konflikte, Leistungsdruck und Überforderung sowie Zustände von Angst, Depression oder chronischer Unzufriedenheit schlagen sich irgendwann in unserer Körperhaltung nieder. Die innerliche Verkrampfung führt im Laufe der Zeit auch zur äußeren Verkrampfung. Man kann sich nicht mehr entspannen, bis man im wahrsten Sinne des Wortes »aus dem Lot gerät«, was zu einer erhöhten Grundspannung der Rückenmuskulatur mit den zuvor beschriebenen Konsequenzen führt. Meist unbewusst werden wir von unseren Mitmenschen dann als wenig selbstbewusst, ängstlich, unsicher, schwach oder traurig eingestuft. Viele Redewendungen aus der Umgangssprache weisen klar und deutlich auf den Zusammenhang zwischen festgefahrenen psychischen Verhaltensmustern und der Körperhaltung und Rückenbeschwerden hin; man sagt dann zum Beispiel: »Ihm lastet etwas auf der Schulter«, »Ihr steckt die Angst im Nacken«, »Sie lässt vor Kummer den Kopf hängen«, »Der hat

Rückgrat bewiesen«, »Sie hat die Haltung bewahrt« oder »Er hat für andere den Buckel hingehalten«.

Auch zeitlich begrenzte Konflikte privater oder beruflicher Natur ebenso wie Überforderung, wenn man sich »zu viel aufgeladen hat«, führen zu Stressspannung der Rückenmuskeln und damit zu Rückenbeschwerden. Oft kommt es gleichzeitig zu Fehlhaltungen, sodass ein vorzeitiger Verschleiß der anatomischen Strukturen der Wirbelsäule garantiert ist. Speziell Nacken-, Schulter- und Kreuzschmerzen haben meist arbeitsmäßige oder psychische Überforderung als Mitursache. Nicht selten wird auch ein akuter Bandscheibenvorfall durch private und berufliche Belastungen oder Probleme ausgelöst. So wird schließlich ein Bandscheibenvorfall zum »Spiegel der Seele«: Er zwingt den Betroffenen zur Ruhe und schafft die nötige Distanz zu den Problemen. Versuchen Sie daher am besten schon im Vorfeld möglichst bewusst mit Problemen umzugehen und schieben Sie Lösungen nicht auf die lange Bank.

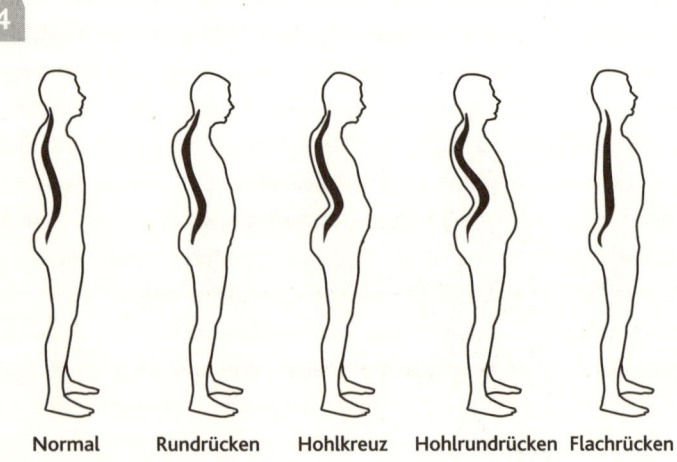

Normale Körperhaltung und Abweichungen

Folgen vermehrter Belastung

Die genannten Ursachen führen zu einer vermehrten Belastung und Zugbeanspruchung der Wirbelsäule. Die Gelenkkapseln und Bänder der Wirbelgelenke werden überdehnt und gelockert, die Krümmungen der Wirbelsäule verstärken sich, sodass Bandscheiben und Wirbelgelenke vermehrt belastet werden. Durch die Verkrampfung der Rückenmuskulatur entstehen als erste unmittelbare Folge Schmerzen, vor allem im Bereich des unteren Rückens und des Nackens. Diese Schmerzen führen wiederum zur Verkrampfung, was die Fehlhaltungen verstärkt – ein Teufelskreis. Besonders stark werden die Wirbelgelenke durch ein verstärktes Hohlkreuz (Abb. 4) belastet, da sie verschoben und ihre Gelenkkapseln überdehnt werden, wodurch quälende Kreuzschmerzen ausgelöst werden können.

Dauert die vermehrte Beanspruchung unserer Wirbelsäule nun über Jahre hinweg an, nutzen sich die Bandscheiben allmählich ab bis hin zum Bandscheibenvorfall, dem Hervorquellen des gallertartigen Kerns der Bandscheibe (Abb. 5). Das erzeugt Druck auf die zwischen den Wirbelknochen liegenden Spinalnerven und führt zu oft sehr heftigen Schmerzen.

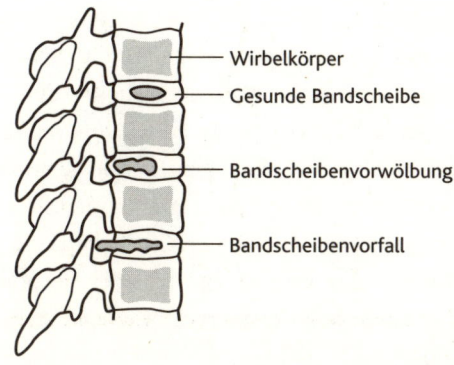

Gesunde und degenerierte Bandscheibe (Seitenansicht)

Chronisch verspannte Rückenmuskeln führen aber nicht nur zu einer Einschränkung oder Veränderung der Beweglichkeit der Wirbelgelenke. Der Zustand der Muskeln und Nervenkanäle im Bereich der Wirbelsäule beeinflusst auch die Gesundheit und das Wohlbefinden aller Organe und Körperfunktionen. Können Nerven des Rückenmarks nicht mehr frei und ungehindert austreten, kann dadurch auch die Funktion innerer Organe beeinträchtigt werden.

Rückenschmerzen – ein Symptom, keine Krankheit

Die möglichen Ursachen für das Symptom Rückenschmerzen sind vielfältig. Sowohl ein durch dauerhafte Fehlhaltung verursachter Muskelhartspann entlang der Wirbelsäule als auch eine Skoliose (seitliche Verbiegung der Wirbelsäule), ein übermäßiges Hohlkreuz oder die stärkere Belastung der Muskeln, Bänder, Wirbel und Bandscheiben in der Schwangerschaft können zu Beschwerden führen. Nicht selten sind auch degenerative Veränderungen wie Osteoporose, entzündliche Erkrankungen wie Morbus Bechterew oder bestimmte Infektionen die Ursache. Nicht zuletzt können Tumore des Skelettsystems oder Erkrankungen innerer Organe Rückenschmerzen verursachen. Schmerzen der rechten Rückenseite treten häufig etwa bei Gallenblasenerkrankungen, Schmerzen in der Kreuzbeingegend bei Unterleibserkrankungen und dumpfe Rückenschmerzen bei Nierenkrankheiten auf.

Wie Sie sehen, können sich hinter dem Symptom Rückenschmerzen neben einfacheren Ursachen auch eine Vielzahl schwererer Erkrankungen sowohl der Wirbelsäule und der angrenzenden Gewebe als auch der inneren Organe verbergen. Aus diesem Grund muss die genaue Ursache in jedem Fall von einem erfahrenen Arzt oder Heilpraktiker sorgfältig abgeklärt werden. Vor jeder geeigneten Therapie steht schließlich die richtige Diagnose!

Die beste Vorbeugung ist eine korrekte Körperhaltung

Verbindet man gedachte Punkte auf der Kopfmitte, dem Schulter-, Hüft- und Sprunggelenk miteinander, befindet man sich in der idealen Gleichgewichtsachse. Liegen diese Punkte senkrecht übereinander, stützt der jeweils untere Körperabschnitt den darüberliegenden. Wie bei einem aufrecht stehenden Ei hilft dann die Schwerkraft, unseren Körper im Gleichgewicht zu halten, und nur ein Minimum an Energie ist nötig, diesen Zustand beizubehalten.

Haben wir uns nun an eine Haltung gewöhnt, die zu sehr nach vorn oder nach hinten geneigt ist, muss permanent vermehrt Energie aufgebracht werden. Ein solches instabiles Gleichgewicht beschränkt sich aber nicht nur auf einen einzigen Körperbereich, da unser gesamter Muskelapparat, wie zum Beispiel die Streckermuskulatur der Körperrückseite, über Sehnenplatten und derbe Muskelhüllen (Fascien) miteinander verbunden ist.

Erfahren Sie dies selbst: Wenn Sie Ihr Gewicht stärker auf die Fersen verlagern, werden Sie die Knie stärker durchdrücken, was wiederum ein nach vorne geneigtes Becken und damit ein Hohlkreuz zur Folge hat. Ein leichter Stoß auf die Brustmitte würde zeigen, wie wenig »standfest« Sie sind. Da die ideale Gleichgewichtsachse verlassen wurde, treten vermehrte Muskelspannungen auf, die Gelenke werden stärker belastet und vorzeitige Verschleißerscheinungen gefördert.

❶ Richtige und falsche Haltung

Die richtige Körperhaltung

Nur die optimale Ausrichtung der einzelnen Wirbelsäulenabschnitte übereinander sorgt für die bestmögliche, schonendste Druckverteilung in der Wirbelsäule und auf die Bandscheiben. Dafür müssen sowohl Rücken- als auch Bauchmuskulatur ihre Aufgaben erfüllen. Ist ein Teil der Muskulatur zu schwach, geraten wir aus dem Lot.

Versuchen Sie, die im Folgenden beschriebene ideale Haltung tagsüber immer wieder einzunehmen, auch wenn Ihnen dies zunächst schwerfällt. Möglicherweise kommt es sogar zu leichten Schmerzen, weil sich einige Muskeln aufgrund jahrelanger falscher Haltung verkürzt haben. Überfordern Sie sich daher nicht. Durch kontinuierliches Dehnen können sich im Laufe der Zeit verspannte Muskeln wieder lockern und verkürzte Sehnen dehnen. Ein geeignetes Muskelaufbautraining sorgt für Stabilität.

Korrekte Ausrichtung im Stehen von unten nach oben

Zunächst müssen wir uns mit den Füßen tief in der Erde verwurzeln. Der von oben über die Unterschenkel kommende Druck sollte dabei vor allem auf das hintere Drittel der Füße übertragen werden. Die Füße sollten etwa hüftbreit auseinander und parallel zueinander stehen.

Die Kniegelenke befinden sich in etwa oberhalb der Mitte der Füße und sollten immer leicht gebeugt sein. Dadurch kann auch das Becken entspannt und gerade gehalten werden und kippt weder nach vorne noch nach hinten. Die natürliche Lordose der Lendenwirbelsäule wird auf diese Weise ein wenig abgeflacht, und man wirkt einem Hohlkreuz entgegen. Durch das Beugen der Kniegelenke wird auch der Schwerpunkt etwas nach unten verlagert, was uns ein stabileres Gleichgewicht gibt.

Stellen Sie sich nun vor, wie Ihr Scheitel nach oben in Richtung Himmel wächst. Dadurch richtet sich die Wirbelsäule oberhalb des Beckens nach der Schwerkraft aus, wobei Hals- und Lendenlordose sich ein wenig abflachen dürfen. Dies sollte aber automatisch, nicht mit Anstrengung geschehen. Die Hals- und Nackenmuskulatur bleibt entspannt, wodurch Schultern und Nacken nach unten sinken.

Der Kopf sitzt leicht auf dem Ende der Wirbelsäule. Das Kinn nicht nach vorne strecken, aber auch nicht zu weit nach unten absenken, sodass der Hinterkopf mit dem Scheitel nach oben gereckt wird. Dann bleiben auch Nacken und Halsmuskulatur frei und beweglich, und der Blick ist waagrecht geradeaus gerichtet.

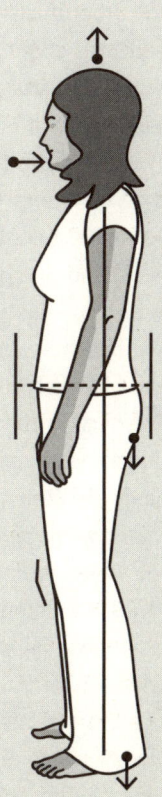

Die Körperachse von vorne sollte sich nun in der Mitte des Beckens befinden, die Schultern auf gleicher Höhe und die Achse nirgends zur Seite kippen.

Von der Seite gesehen befinden sich Schulter- und Hüftgelenk und der äußere Knöchel des Sprunggelenks auf einer Linie. Idealerweise befindet sich auch die Mitte der Ohren auf dieser Linie, was aber für viele Menschen aufgrund von mehr oder weniger ausgeprägten Verspannungen selbst mit Training kaum mehr möglich ist. Der Körperschwerpunkt im Stehen befindet sich in Beckenhöhe.

Beispiele falscher Körperhaltung

Viele Fehlhaltungen sind unsere individuelle Antwort auf die Herausforderungen, vor die uns das Leben stellt. Jeder kennt einen verspannten Nacken, sei es nach einer gewissen Zeit angespannter Schreibtischtätigkeit, sei es nach einer längeren Autofahrt. Der Nacken trägt unseren Kopf und verbindet ihn mit dem restlichen Körper. Daher reagiert er schnell mit Anspannung, wenn wir nicht auf unser Gleichgewicht achten.

Viele beruflich erfolgreiche Menschen tragen das Kinn nach oben gereckt, was zu einer Verkürzung des Nackens und damit zu einer besonderen Belastung der Halswirbelsäule führt. Ehrgeizige Menschen schieben oft den Kopf nach vorne, als wollten sie sich selbst überholen. Zieht jemand die Schultern nach vorne und nach oben, ist dies meist Zeichen einer ängstlichen Schutzhaltung. Oft wird dann auch der Kopf zwischen den Schultern versteckt. Hängende Schultern deuten auf Hilflosigkeit und Energiemangel hin. Alle diese Haltungen führen zu einer vermehrten Belastung im Schulter-Nackenbereich und damit auch der Halswirbelsäule. Zwischen den Schulterblättern sitzen daher auch die meisten Muskelverhärtungen.

Ein nach vorne geschobener Kopf hat zur Folge, dass die Muskeln des Nackens zu dauernder Haltearbeit gezwungen werden, bis sie sich im Laufe der Zeit verkürzen. Die Gelenke der Halswirbelsäule und am Übergang zum Kopf werden vermehrt belastet und nützen sich allmählich ab. Beugt jemand im Sitzen gewohnheitsmäßig den Kopf nach hinten, wird das Gelenk zwischen dem ersten Halswirbel und dem Schädel (Okzipitalgelenk), aber auch der Übergang zwischen dem siebten Hals- und dem ersten Brustwirbel starker Spannung ausgesetzt. Im Laufe der Jahre kann schließlich ein kleiner Buckel am Übergang der Hals- zur Brustwirbelsäule entstehen.

Eine häufige Folge falscher Haltung ist auch das Hohlkreuz. Gründe dafür können zum Beispiel in psychologischen Mustern liegen, wie übersteigerter Selbstbehauptung oder ängstlichem Festhalten an einer vermeintlichen Realität. Man steht dann mit durchgedrückten Knien, was automatisch zu einer Verstärkung der Lendenlordose und damit auf Dauer zu einem Hohlkreuz führt. In der Regel ist bei einem Hohlkreuz die Bauchmuskulatur zu schwach, um als Gegenspieler der Rückenmuskulatur die Wirbelsäule gerade zu halten. Häufig besteht auch eine Schwäche der Bauch- und Rückenmuskulatur gleichzeitig.

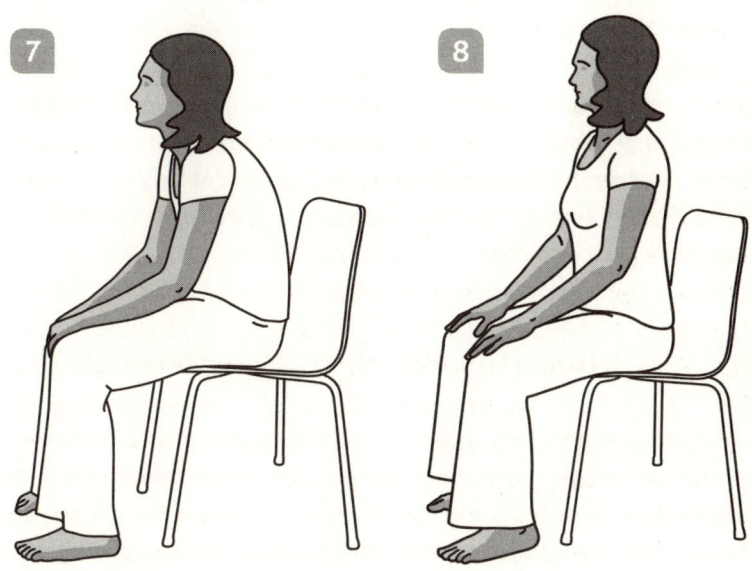

Beispiele falscher und richtiger Sitzhaltung

Machen Sie ein kurzes Experiment und spüren Sie in eine weit verbreitete falsche Sitzhaltung hinein: Setzen Sie sich auf einen Stuhl und sinken Sie bewusst in sich zusammen (Abb. 7). Nehmen Sie wahr, wie Ihr Rücken rund wird. Spüren Sie, wie der Kopf nach hinten unten gezogen wird, wobei sich die Vorderseite des Halses etwas überdehnt und der Nacken leicht zusammengeschoben wird. Nimmt jemand oft diese Haltung ein, verkürzen sich auf Dauer die kleineren Nackenmuskeln und ziehen automatisch den Kopf zwischen die Schulterblätter nach hinten unten. Durch die verstärkte Kyphose werden außerdem die Gelenke der Brustwirbelsäule vermehrt belastet. Diese Sitzhaltung vermindert die Wirkung des großen Hüftbeugemuskels, wodurch das Becken nach hinten kippt und der Körperschwerpunkt sich in den Brustwirbelbereich verschiebt.

Wie Sie richtig sitzen: Setzen Sie sich gerade auf einen Stuhl und stellen Sie sich vor, wie Sie ein Buch, das Sie auf dem Kopf balancieren, nach oben schieben. Nehmen Sie wahr, wie Nacken und Wirbelsäule dadurch lang werden. Lassen Sie die Schultern nach unten hängen und spüren Sie, wie Kopf und Nacken freier werden (Abb. 8). Die Augen sollten waagrecht nach vorne schauen, das Kinn weder abgesenkt noch nach oben gereckt werden.

❷ Entwicklung von Körperbewusstsein

Wenn wir lernen wollen, unsere Körperhaltung zu verbessern, müssen wir uns aufmerksam beobachten. Ohne Körperbewusstsein werden wir keinen Erfolg haben. Die meisten Menschen haben sich jahrelang an ihre falschen Bewegungsmuster gewöhnt, sodass sie sich nun völlig unbewusst falsch bewegen. Wenn wir einer sitzenden Tätigkeit nachgehen, etwa einen Brief schreiben wollen, denken wir nur an das tatsächliche »Schreiben«, ohne darauf zu achten, dass wir vielleicht krumm sitzen, den Kugelschreiber mit zu viel Kraft umklammern oder mit verspanntem Unterkiefer, Nacken und Schultern sowie verschlungenen Beinen und Füßen unter der Tischplatte der Schreibtätigkeit nachgehen. Um unsere Haltungsmuster zu ändern, müssen wir also lernen, genau auf das »Wie« unserer Körperhaltung zu achten.

Schulung der Aufmerksamkeit

Als ersten wichtigen Schritt sollten Sie sich bewusst werden, wie Ihre momentane Körperhaltung beschaffen ist. Dabei helfen Beobachtung, Experimente und ein bewusstes Erleben, wie Sie sich halten und bewegen. Beobachten Sie gelassen und wertungsfrei, wie Sie im Alltag gehen, stehen oder sitzen. Finden Sie Ihre schlechten Angewohnheiten heraus: gesenkter Kopf, krummer Rücken, zurückgezogene Schultern, durchgedrückte Knie, flache Atmung, verspanntes Gesicht usw. Experimentieren Sie mit verschiedenen Körperhaltungen, drücken Sie etwa die Knie extra durch, ziehen Sie den Kopf ein etc. und spüren Sie nach, wie Sie sich dabei fühlen und wo Sie sich anspannen. Wenn Sie eine falsche Haltung bei sich entdeckt haben, verstärken Sie diese kurzzeitig und spüren die Anspannungen. Registrieren Sie die Unterschiede in der Beweglichkeit. Ist die Drehung von Kopf und Oberkörper zu einer Seite leichter? Wie sieht es mit den Beugungen der Wirbelsäule zur Seite, nach vorne und nach hinten aus?

Um Körpergefühl zu entwickeln und falsche Bewegungen zu entdecken, ist es auch nützlich, die häufigsten Bewegungen – Gehen, Hinsetzen, Sitzen, Aufstehen, verschiedene Arbeitsabläufe – einmal im Zeitlupentempo auszuführen und dabei allem nachzuspüren, was sich in unserem Körper an Veränderungen ergibt und wo Verspannungen sitzen.

Bestandsaufnahme: der Status quo

Spiegeldiagnose von vorne: Stellen Sie sich vor einen Spiegel und beobachten Sie Ihre Schultern – sind sie eher hochgezogen oder hängen sie nach unten oder nach vorne? Ist das Kinn nach unten gesenkt oder nach oben gereckt? Ist eine Schulter höher als die andere? Stehen Sie mit durchgedrückten Knien? Verstärken Sie die entdeckten Fehlhaltungen noch und spüren Sie in sich hinein, wie sich dies anfühlt.

Spiegeldiagnose seitlich: Markieren Sie, etwa mit einer Schnur oder einem Klebestreifen, auf einem großen Spiegel eine senkrechte Mittellinie. Stellen Sie sich anschließend mit einer Körperseite zum Spiegel, drehen Sie den Kopf leicht in seine Richtung und kneifen Sie das vom Spiegel abgewandte Auge zu. Füße und Knie sollten etwa hüftbreit auseinander stehen und parallel nach vorne zeigen. Registrieren Sie nun die Abweichungen Ihres Körpers von der idealen Linie und spüren Sie in sich hinein, wo sich Verkrampfungen befinden. Dann richten Sie Ihren Körper so ein, dass die Markierung auf dem Spiegel in etwa durch den äußeren Fußknöchel, die Hüften, die Schultern und die Mitte der Ohren verläuft. Dies entspricht der idealen Körperachse, wobei jeder Körperteil im Gleichgewicht auf dem anderen ruht.

Übungen zur Haltungskorrektur

Wahrnehmung, Entspannung und Dehnung der Rückenmuskeln im Stehen:

Lehnen Sie sich mit dem Rücken an eine Wand, die Füße stehen parallel, nicht ganz schulterbreit auseinander, etwa 30 Zentimeter von der Wand entfernt. Gehen Sie leicht in die Knie und lehnen Sie Hinterkopf, Brustwirbelsäule und Becken an die Wand. Das Hauptgewicht Ihres Körpers lastet auf den Fersen, spüren Sie aber den Boden auch mit den Fußballen, den Fußaußenseiten und den großen und kleinen Zehen. Die Knie befinden sich in etwa über der Mitte der Füße. Verwurzeln Sie sich mit den Füßen in Ihrer Vorstellung mehrere Meter tief im Boden. Damit das Hohlkreuz verschwindet, stellen Sie sich an Ihrem Steißbein ein Gewicht vor, das nach unten zieht. Geben Sie dem Gewicht nach und bewegen Sie den Lendenwirbelbereich in Richtung Wand. Atmen Sie tief und kontinuierlich in den Bauch und legen Sie Ihre Handrücken mit den Daumen nach außen an die Wand. Senken Sie Ihr Kinn nach unten und versuchen Sie auf diese Weise, den Hals ein wenig in Richtung

Wand zu dehnen. Bleiben Sie 20 Sekunden mit dem ganzen Rücken möglichst nah an die Wand gelehnt (Abb. 9). Entspannen Sie wieder und wiederholen Sie die Dehnung etwa 5-mal. Diese Übung ist nützlich zur Wahrnehmung von Verspannungen und zur leichten Dehnung der verspannten Muskulatur bei verstärkten Beugungen (Lordosen) im Hals- und Lendenbereich.

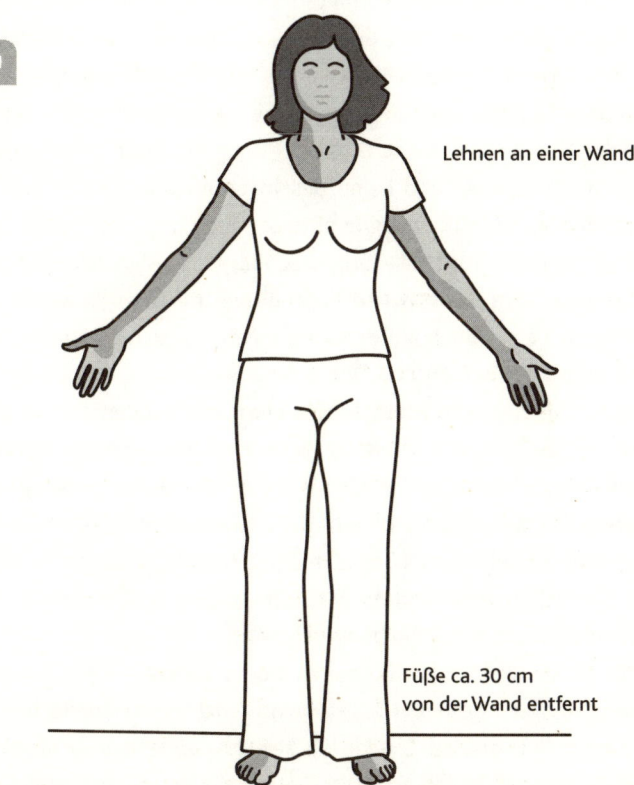

9

Lehnen an einer Wand

Füße ca. 30 cm von der Wand entfernt

Füße hüftbreit auseinander

Wahrnehmung, Entspannung und Dehnung der Rücken- und Nackenmuskeln im Sitzen:

Atmen Sie die Übungen hindurch stets ruhig, tief und gleichmäßig! Setzen Sie sich mit einem Hocker vor eine Wand, sodass Sie mit dem Gesäß die Wand berühren. Die Hände locker auf die Oberschenkel legen. Lösen Sie nun zunächst das Hohlkreuz auf, indem Sie den unteren Rücken fest gegen die Wand drücken. Spannen Sie dazu die Bauchmuskeln etwas an und stemmen Sie die Fersen gegen den Boden. Entspannen Sie wieder, ohne in sich zusammenzusinken, halten Sie sich gerade. Schieben Sie nun das Kinn gerade nach vorne und nehmen Sie wahr, wie die Halswirbelsäule hohler wird. Schieben Sie anschließend das Kinn waagrecht so weit es geht nach hinten und spüren Sie, wie die Halswirbelsäule länger wird und der Nacken sich dehnt. Diese Dehnungen sollten ohne großen Kraftaufwand geschehen und keine Beschwerden verursachen. Schieben Sie mehrmals das Kinn waagrecht nach vorne und nach hinten, bis der Kopf schließlich in Mittelstellung sitzt. Prägen Sie sich diese richtige Kopfhaltung ein. Um die korrekte Kopfhaltung herauszufinden, ist es hilfreich, wenn Sie ein Buch auf den Kopf legen und sich vorstellen, wie Sie es mit dem Kopf in Richtung Decke schieben.

Gleichen Sie nun wie oben beschrieben die Lendenlordose aus, schieben Sie das Kinn ein wenig in Richtung Wand und den Hinterkopf nach oben in Richtung Decke, bis Sie einen dehnenden Zug von der Halswirbelsäule bis hinunter zum Kreuzbein spüren. Halten Sie die Dehnung etwa 10 Sekunden. Lösen Sie die Spannung wieder, sinken Sie aber nicht in sich zusammen und wiederholen Sie die Dehnung 3- bis 5-mal. Schultern und Arme bleiben entspannt.

Führen Sie die gleiche Übung durch, indem Sie die Arme entspannt seitlich herabhängen lassen und die zur Wand gerichteten Handflächen an die Wand legen. Nun machen Sie den Nacken und Lendenbereich lang und flachen die Lordose etwas ab, schieben Sie den Hinterkopf nach oben und ziehen Sie gleichzeitig die Schultern und Arme nach unten. Die Spannung 10 Sekunden halten und wiederum entspannen. 3- bis 5-mal wiederholen.

Zum Abschluss drehen Sie die Arme und führen die gleiche Übung mit nach vorne gerichteten Handflächen aus, ebenfalls 3- bis 5-mal.

Wenn Sie lange Zeit, vielleicht sogar Jahre überwiegend mit einem Rundrücken gesessen haben, braucht die Normalisierung der Gewebsstrukturen Zeit und kann zu Schmerzen führen, die mehrere Tage hindurch anhalten können. Bei diesem Prozess sollten Sie sich besser von einem Fachmann begleiten lassen.

Dehnung verkürzter Muskeln im Lendenwirbelbereich bei einem Hohlkreuz:
In Rückenlage die Beine aufstellen, bis die Kniegelenke einen Winkel von 90° bilden und die Lendenwirbelsäule flach auf dem Boden liegt. Die Füße stehen ebenfalls flach auf dem Boden, die Arme befinden sich seitlich neben dem Körper. Langsam und bewusst atmen, dabei während der Ausatmung die Lendenwirbelsäule mehr und mehr auf den Boden drücken. Bei der Einatmung entspannen und diese Entspannung im Lendenwirbelbereich wahrnehmen. Dehnen Sie auf diese Weise die Muskulatur im Lendenwirbelbereich sanft einige Minuten lang im Atemrhythmus. Bei Schmerzen im Bereich des unteren Rückens nehmen Sie die Entlastungslagerung ein (s. S. 157).

❸ Die »Bewusstseinsbefehle« nach Alexander

Gründer einer eigenständigen Therapieform, bei der man in mehreren Sitzungen lernt, seinen Körper richtig zu gebrauchen, ist Frederick Mathias Alexander. Er entdeckte einige einfache Regeln, mit deren Hilfe man sich seiner eigenen Haltung bewusst werden und Körpergefühl entwickeln kann. Durch ständiges Üben lässt sich die richtige Körperhaltung erlernen.

Wichtigstes »Gewürz« seiner Therapie ist eine unverkrampfte und gelassene Beobachtung der Art und Weise, wie wir unseren Körper bei einfachen Tätigkeiten richtig oder falsch gebrauchen. Wenn Sie Ihr Körpergefühl dementsprechend eine gewisse Zeit hindurch geschult haben, wird sich Ihr Körper an die einem Befehl entsprechende Körperhaltung erinnern und sie fast automatisch einnehmen.

Die Bewusstseinsbefehle Alexanders an den Körper sind:

1) *Kopf waagrecht geradeaus, Gesicht entspannt*
   Von der Entspannung des Gesichts geht alle Entspannung aus. Wie wäre es mit einem Lächeln? Der Kopf sollte gerade auf dem obersten Halswirbel sitzen und frei beweglich sein. Ziehen Sie in Ihrer Vorstellung den Hals lang und das Kinn ein wenig zurück. Dabei sollten Sie den Kopf nicht zurücklegen oder -beugen, den Nacken nicht anspannen und den Kehlkopf nicht einquetschen, indem Sie den Kopf nach unten senken. Hals und Nacken müssen sich frei bewegen können und der Kopf muss gut ausbalanciert gehalten werden.

2) *Schultern breit*
   Stellen Sie sich vor, wie Ihre Schultern sich verbreitern und entspannt hinabsinken: Ziehen Sie sie weder nach vorne noch zurück und lassen Sie die Arme entspannt neben dem Körper hängen. Bei vielen Tätigkeiten spannen wir automatisch die Schultern an, ohne dass wir dies wirklich müssten.

3) *Rücken lang*
   Ziehen Sie gedanklich den Rücken auseinander. Es hilft, wenn Sie sich vorstellen, wie jemand Ihre Wirbelsäule am obersten Halswirbel und am Steißbein auseinanderzieht, sodass Ihr Rücken lang wird. Machen Sie dabei aber kein Hohlkreuz. Spüren Sie, wie Sie ganz von selbst schlanker und größer werden.

4) *Becken ausmitteln*
   Ermitteln Sie im Zusammenspiel mit den Knien die mittlere Beckenstellung. Schieben Sie dazu das Becken einmal ganz nach vorne, dann ganz nach hinten. Kneifen Sie dabei die Gesäßbacken

nicht zusammen. Ein wichtiger Bereich für Bewegung und Gleichgewicht liegt einige Zentimeter unterhalb des Nabels. Schüler der östlichen Kampfkünste, von Tai Chi und Yoga werden angehalten, diesen Punkt (Hara oder unteres Dantian) als Fixpunkt für ihre Aufmerksamkeit anzusehen, von dem aus jede Bewegung ihren Anfang nehmen sollte. Die Lage dieses Bezirks entspricht etwa der Höhe der Hüftgelenke, die auch F. M. Alexander als Zentrum der Bewegungen unseres Körpers ansieht.

5) *Knie leicht gebeugt, Sprunggelenke zentriert*
   Die Knie niemals ganz durchdrücken. Die Sprunggelenke sollten sich seitlich in einer Linie mit den Hüften, Schultern und der Ohrmitte befinden.

❹ Übungen zur Lockerung verspannter Muskeln

Als ersten Schritt sollten Sie den festen Entschluss fassen, zur Gewohnheit gewordene falsche Haltungs- und Bewegungsmuster zu ändern. Anschließend ist diszipliniertes, kontinuierliches Üben notwendig. Die folgenden Übungen können Ihnen dabei helfen, Körpergefühl zu entwickeln und sich zu entspannen, vor, nach und zwischen Übungsprogrammen zur Wahrnehmung, Dehnung oder Kräftigung. Oft ist es nicht gerade einfach, die »richtige Körperhaltung« einzunehmen, da wir uns zu lange an eine falsche Haltung gewöhnt haben. Damit die Gewebsstrukturen sich normalisieren können, ist Zeit erforderlich. Üben Sie daher kontinuierlich und nehmen Sie sich die für Veränderungen notwendige Zeit.

1) *Kopf und Nacken:* Stehen Sie aufrecht, die Füße sind parallel, die Knie nicht ganz durchgedrückt. Den Kopf weich und langsam nach vorne, dann zurückbeugen, je 3-mal, anschließend je 3-mal sanft

auf jede Seite drehen und 3-mal auf jede Seite neigen. Führen Sie die Bewegungen langsam aus, ohne Anstrengung. Zur Vitalisierung hinterher mit den Handflächen über Gesicht, Kopfhaut, Hals und Nacken reiben.

2) *Schultern:* Stehen Sie aufrecht wie zuvor und ziehen Sie die Schultern je 2-mal einige Sekunden nach oben, nach vorne und nach hinten. Nach jeder Anspannung zwischendurch kurz entspannen. Anschließend die Arme hängen lassen und mit den Schultern langsam 8-mal vorwärts, dann rückwärts kreisen. Dann die gestreckten Arme je 8-mal vorwärts und rückwärts kreisen lassen, Mit kleinen Kreisen beginnen, die allmählich größer werden. Zum Abschluss die Hände hinter dem Rücken verschränken und einige Sekunden nach hinten und oben strecken, den Rücken dabei nicht beugen, dann entspannen.

3) *Rücken:* Stehen Sie aufrecht, die Füße sind parallel. Das Kinn ohne Anstrengung so nahe wie möglich an die Brust bringen und von oben nach unten Wirbel für Wirbel langsam nach unten rollen. Kopf und ausgestreckte Hände dabei ohne Anstrengung so weit wie möglich Richtung Boden bringen. Unten angekommen, einen Moment verharren, ein- und ausatmen und ohne zu wippen noch ein kleines Stück weiter nach unten dehnen. Dann in die Hocke gehen und sich mit geradem Rücken aufrichten, ohne den Rücken erneut zu beugen. Diese Übung stärkt den Rücken durch die Stimulierung des Hauptenergieversorgers, des Blasenmeridians.

4) *Becken:* Stehen Sie aufrecht, die Füße parallel und schulterbreit auseinander. Mit dem Becken langsam 8-mal in die eine, dann in die andere Richtung kreisen. Legen Sie sich anschließend auf den Rücken, strecken Sie die Beine aus und legen Sie die Arme neben den Körper. Jetzt das rechte am Boden liegende Bein fest nach unten strecken, anschließend das linke Bein. 10- bis 20-mal jedes Bein abwechselnd kräftig, aber nicht ruckartig, sondern mit Gefühl nach unten strecken. Nicht bei Schmerzen des unteren Rückens!

5) *Füße:* Heben Sie im Stehen das rechte Bein etwas an. Nun mit dem Fuß langsam 8-mal nach rechts, dann nach links kreisen, ebenso mit dem linken Fuß. Anschließend 20-mal vom Fußballen auf die Fersen und zurück wippen, dabei den Oberkörper gerade halten. Zum Abschluss mit den Daumenkuppen die Fußsohlen kräftig durchmassieren. Eine hervorragende Fußmassage ist es auch, wenn Sie im Sommer auf einer Wiese barfuß laufen. Tautreten oder Wassertreten fördern als Reiztherapie die Durchblutung und regen den Kreislauf an.

Übungen zur Schulung von Gleichgewicht und Standfestigkeit

1) Stehen Sie mit parallelen Füßen und lassen Sie Ihren Körper von den Fußknöcheln aus ganz allmählich von einer Seite zur anderen schwanken, als ob Sie ein Baum wären, den der Wind bewegt. Anschließend mit kleinen, ruhigen Bewegungen vor und zurück schwanken. Bewegen Sie schließlich Ihren Körper langsam, ruhig und gleichmäßig im Kreis, 10-mal in die eine, dann in die andere Richtung. Beobachten Sie während dieser Übung, wo Sie Verspannung und Anstrengung spüren.
2) Einbeinstand: Stehen Sie aufrecht und strecken Sie die Arme waagrecht nach vorne, ohne die Schulter hochzuziehen. Führen Sie die linke Fußsohle zum rechten Knie, die gestreckten Arme zur Seite und bleiben Sie 10 Sekunden so stehen. Dann die Arme und das linke Bein senken. Nun die gleiche Übung umgekehrt mit dem rechten Bein. 5 – 10 x wiederholen.
3) Versuchen Sie während der Fahrt in der Tram, im Bus oder der U-Bahn eine kurze Zeit zu stehen, ohne sich irgendwo festzuhalten. Beugen Sie die Knie leicht und fangen Sie die Stöße wie ein Skifahrer auf. Begegnen Sie Beschleunigungen und Abbremsungen mit einer Verlagerung Ihres Schwerpunkts.

Entspannungs-übungen

Ein häufiger Auslöser und eine noch häufigere Mitursache bei der Entstehung von Rückenbeschwerden sind lang andauernde psychische Probleme und psychische Verhaltensmuster. Aus diesem Grund ist es von besonderer Bedeutung, dass Sie lernen, sich von physischen Verspannungen ebenso zu befreien wie von psychischen Anspannungen. Nur dann können körperliche Kräftigungsübungen ihre Wirkung auch richtig entfalten, ohne dass sie bei der nächstbesten Gelegenheit wieder in eine falsche Körperhaltung mit den damit verbundenen Konsequenzen für Ihre Wirbelsäule zurückfallen. Abgesehen davon kommen Entspannung und Erholung in unserer schnelllebigen, stressbesetzten Zeit ohnehin häufig zu kurz. Stress ist ein enorm wichtiger Faktor bei der Entstehung zahlreicher Krankheiten. Durch die Erhöhung der allgemeinen Muskelspannung können bei vorgeschädigter Wirbelsäule akute Beschwerden ausgelöst und chronische verschlimmert werden.

Wem es gelingt, sich während des Tages tief zu entspannen, der kann Kraftreserven aufbauen und beugt auf diese Weise Krankheiten aller Art vor. Aber auch wenn Sie schon krank sind, ist Entspannung von allergrößter Wichtigkeit, um wieder gesund zu werden. Jeder sollte daher Stressausgleich fest in seinen Tagesablauf einplanen! Die in diesem Kapitel vorgestellten Entspannungstechniken können dabei eine ebenso einfache wie effektive Hilfe bieten.

❶ Allgemeine Anleitung für die Entspannungsübungen

Suchen Sie für die Entspannungsübungen einen Ort mit behaglicher Temperatur und frischer (nicht kühler) Luft auf, an dem Sie ungestört sind.

Nehmen Sie eine bequeme Lage ein, bei Schmerzen die Entlastungslagerung (s. S. 157). Sonst legen Sie Ihren Kopf in Rückenlage auf ein kleines Kissen oder eine Nackenrolle und schieben eine zusammengerollte Decke oder Knierolle unter die Kniekehlen, wenn das für Sie bequemer ist.

Lösen Sie einschnürende Gürtel und beengende Kleidung.

Lassen Sie sich am Ende der Entspannungsübung Zeit, um »zurückzukommen«: Ballen Sie einige Male die Fäuste, beugen und strecken Sie die Arme und räkeln und strecken Sie sich ausgiebig. Öffnen Sie erst dann die Augen.

Führen Sie die Übungen mindestens dreimal wöchentlich aus. Suchen Sie sich dafür eine Übung aus, die Ihnen besonders gut liegt. Noch besser ist es, die Übungen abzuwechseln und sich Kombinationen zusammenzustellen. Eine sehr empfehlenswerte Kombination ist die Durchführung des »inneren Lächelns« oder »der Entspannungsreise« im Anschluss an die progressive Muskelentspannung.

Wichtige gesundheitliche Effekte von Entspannungsübungen
- Stressreduktion
- Verbesserung des psychischen und physischen Wohlbefindens
- Lockerung verspannter Muskeln
- Verbesserung von Konzentrations- und Leistungsfähigkeit
- Vermehrung von Vitalität und Lebensfreude
- Beschleunigte Regeneration bei und nach Krankheiten
- Linderung von Kopf-, Nacken- und Rückenschmerzen
- Verminderung von Nervosität, Unruhe und Verspannungen

❷ Gezielte Entspannungsreise durch Ihren Körper
(ca. 10 – 30 Minuten)

- Legen Sie sich auf den Rücken und geben Sie eine Knierolle unter die Knie zur Entlastung der Lendenwirbelsäule und eine Nackenrolle unter den Hals für eine bequeme Kopflagerung, wenn dies für Sie angenehm ist.
- Schließen Sie die Augen und richten Sie Ihre Aufmerksamkeit auf die Atmung, ohne zu versuchen, langsamer oder tiefer zu atmen. Beobachten Sie, wie der Luftstrom mit der Einatmung über Ihre Bronchien in die Lunge gelangt und der Bauch sich dabei hebt, und ebenso, wie der Luftstrom wieder ausgeatmet wird und der Bauch sich dabei senkt. Lassen Sie die Atmung geschehen und beobachten Sie, wie sie von allein immer ruhiger und gleichmäßiger wird. Sie atmen immer langsamer und sinken immer tiefer in die Entspannung hinein. Mit jeder Ausatmung lassen Sie die in Ihrem Körper verbliebene Spannung los und entspannen noch tiefer. Alle Spannung, aller Stress fließen weg nach unten, bis tief in den Boden hinab. Gedanken, Gefühle und Empfindungen haben keine Macht mehr über Sie, Sie geben sich vollkommen der Entspannung hin.
- Im nächsten Schritt wandern Sie gezielt von Kopf bis Fuß mit Ihrer Aufmerksamkeit durch den Körper und lassen die verbliebene Spannung aus verspannten Körperteilen mit der Ausatemluft aus dem Körper fließen. Beginnen Sie im Gesicht, der Stirn, zwischen den Augen, den Wangen mit den Kieferknochen, dem Mund und entspannen Sie dann den ganzen Kopf, anschließend Nacken, Hals, Schultern, Arme mit Ellbogen und Handgelenken, Hände und Finger, Brust, Rücken, Bauch, Unterleib, Hüften, Gesäß, Beine mit Knie- und Sprunggelenken bis zu den Füßen und Zehen.

- Wenn Sie die Entspannungsreise durch Ihren Körper beendet haben, geben Sie sich noch 2–3 Minuten ganz dem Gefühl der Ruhe hin.
- Anschließend beenden Sie die Übung, indem Sie mehrmals leicht die Fäuste ballen, dann ausgiebig die Beine und Füße nach unten und die Arme nach oben strecken und sich räkeln. Öffnen Sie dann langsam wieder die Augen und kehren Sie in den Alltag zurück.

❸ Entspannende Übung zur stufenweisen Vertiefung der Atmung
(ca. 15–20 Minuten)

Atmen ist Leben: Wir nehmen Sauerstoff und frische Energie auf und geben Kohlendioxid und verbrauchte Energie ab. Die folgenden Übungen können Ihnen dabei helfen, wieder atmen zu lernen und eine natürliche Atmung zu entwickeln. In den westlichen Ländern kann man diese natürliche Atmung fast nur noch bei Babys und kleinen Kindern beobachten. In asiatischen Ländern wird oft gesagt, dass die Menschen in Europa und Amerika wie die Frösche atmen. Damit ist gemeint, dass die meisten Menschen bei uns überwiegend in die Brust und nicht in den Bauch atmen. Um tief entspannen zu können, benötigen wir aber eine vollständige Atmung. Sobald Sie diese kombinierte Atmung ohne Mühe beherrschen, können Sie sie täglich für einige Minuten durchführen, um zu entspannen und zu regenerieren.

Legen Sie sich flach auf den Rücken. Die Beine sind leicht gebeugt, die Füße am Boden. Bereitet Ihnen diese Lage Schmerzen, legen Sie die Unterschenkel zur Entlastungslagerung auf einen Hocker oder Stuhl (s. S. 157), sodass sie parallel zum Boden und die Oberschenkel in etwa senkrecht zum Boden sind.

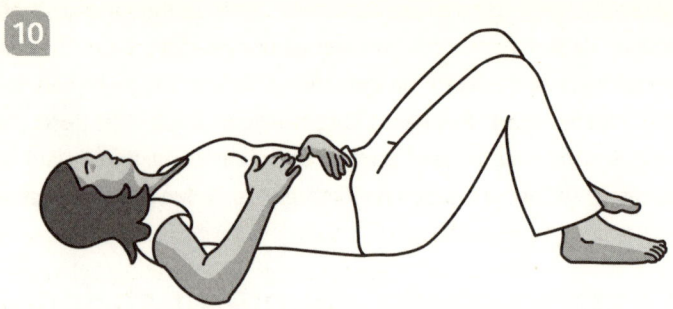

1) *Bauchatmung:* Legen Sie beide Hände unterhalb des Nabels flach auf den Bauch, die Finger zeigen nach unten. Atmen Sie ohne Anspannung ruhig und tief durch die Nase ein und spüren Sie dabei, wie sich der Bauch allmählich nach oben hebt. Zum Schluss der Einatmung noch ein klein wenig den Brustkorb anheben (nicht zu viel!). Atmen Sie nun durch die Nase aus, beginnen Sie dabei mit dem Senken des leicht gehobenen Brustkorbs, anschließend spüren Sie, wie die Bauchdecke absinkt. Die Zwerchfellspannung lässt nach, durch das Absenken der Bauchdecke werden die Baucheingeweide und das Zwerchfell nach oben geschoben. Spüren Sie mit den Händen das Heben und Senken der Bauchdecke und verfolgen Sie aufmerksam den Weg der Atemluft durch die Nase, den Rachen, die Bronchien bis in die Lungen und wieder zurück. Lassen Sie die Atmung einfach geschehen, dann ergibt sich automatisch eine natürliche kurze Pause zwischen Ein- und Ausatmung. Atmen Sie auf diese Weise 36-mal durch die Nase ein und wieder aus, aber ohne jede Anstrengung.
2) *Flanken-Brustatmung:* Legen Sie nun beide Hände auf die unteren Rippenbögen und atmen Sie bewusst in die unteren Rippen hinein. Spüren Sie, wie die Rippen sich mit der Einatmung zur Seite und nach oben bewegen, zum Schluss der Einatmung hebt sich leicht der Brustkorb nach oben. Mit der Ausatmung spüren Sie, wie sich

zunächst der Brustkorb senkt und sich dann die Rippen nach unten und vorne bewegen. Atmen Sie 36-mal ohne Druck und Anstrengung durch die Nase ein und aus.

3) *Kombinierte Atmung (Bauch-Flanken-Brust):* Lassen Sie eine Hand auf dem unteren Rippenbogen und legen Sie die andere auf den Unterbauch. Spüren Sie mit den Händen, wie sich zunächst der Bauch mit der Einatmung hebt, dann die Rippen sich zur Seite und nach oben bewegen und sich zum Schluss der Brustkorb ein wenig hebt. Bei der Ausatmung spüren Sie, wie sich zuerst der Bauch senkt, dann die Rippen sich nach vorn und unten bewegen und sich zum Schluss der Brustkorb etwas senkt. 36-mal auf diese Weise langsam durch die Nase ein- und ausatmen.

4) *Übungsabschluss:* Zum Schluss räkeln und strecken Sie sich, wiegen die Beine ein wenig hin und her, umfassen mit den Händen die Knie und ziehen beide Knie an den Bauch.

TIPP Um den Entspannungseffekt zu steigern, können Sie sich vorstellen, wie Sie auf dem Rücken im angenehm warmen Meerwasser liegen, während Sie diese Atemübung durchführen. Strecken Sie die Beine dafür aus und legen Sie eine Knierolle unter die Kniekehlen. Kaum spürbare Wellen warmen Meerwassers spülen nun Ihren Körper mit der Einatmung ein wenig nach oben und tragen ihn mit der Ausatmung sehr langsam wieder hinab ins Wellental. Ihr ruhiger und gleichmäßiger Atemrhythmus bestimmt dabei das sanfte Auf und Ab der Wellen, nicht umgekehrt. Lassen Sie sich für einige Minuten im Meerwasser treiben und lösen Sie Ihre Spannungen nach und nach.

Alternativ zu dieser Übungserweiterung können Sie im Anschluss an die 36 Atemzüge auch eine der unten angeführten Entspannungsübungen oder die Übung zur Schmerzbewältigung (s. S. 159 f.) durchführen.

❹ Das »innere Lächeln«
(ca. 15 – 30 Minuten)

In allen Qi-Gong-Stilen bekannt sind Übungen mit dem inneren Lächeln, die im Stehen, Sitzen oder Liegen durchgeführt werden. Wählen Sie eine Position, in der Sie sich gut entspannen können, und atmen Sie während der ganzen Übung ruhig und gleichmäßig durch die Nase ein und aus. Schließen Sie die Augen und wandern Sie kurz mit der Aufmerksamkeit durch Ihren ganzen Körper. Versuchen Sie dabei bewusst, Stress und Spannung mit der Ausatmung loszulassen. Konzentrieren Sie sich schließlich auf den Bereich zwischen den Augen und lassen Sie ihn möglichst weit werden. Entspannen Sie auf diese Weise die Stirn.

Erinnern Sie sich nun an eine Situation in Ihrem Leben, in der Sie rundum glücklich waren. Dies kann heute, gestern oder vor zehn Jahren gewesen sein. Geben Sie dieser Erinnerung Raum und lassen Sie das Gefühl, das Sie damals (oder kürzlich) empfunden haben, wieder in sich entstehen. Je genauer Sie sich dabei an die Situation erinnern, desto besser. Lassen Sie mit dieser Erinnerung ein gelassenes kleines Lächeln in Ihrem Gesicht entstehen, sodass sich die Mundwinkel sanft ein wenig nach oben bewegen. Das entspannt Ihre Psyche und auch den gesamten Brustraum.

Nun führen Sie die Übung durch, indem Sie mit dem Lächeln durch den ganzen Körper wandern, bis sich dieser möglichst entspannt hat. Nehmen Sie sich die Zeit, die Sie dafür brauchen, und verweilen Sie so lange an den Stellen mit Spannungen, Beschwerden oder Schmerzen, bis es sich dort besser anfühlt. Lächeln Sie in Ihr Gesicht, lächeln Sie in Augen, Ohren, Nase, Mund und Rachen, Kopf und Hinterkopf, Nacken und Hals, Schultern und Schultergelenke, Oberarm, Ellbogen, Unterarm, Handgelenke, Mittelhände, Fingergelenke und ganze Finger, oberen, mittleren und unteren Rücken, Brustkorb und Bauch, Achseln und Körperseiten, Gesäß, Hüften und Genitalbereich, Oberschenkel, Knie,

Unterschenkel, Sprunggelenke, Fersen, Fußober- und Fußunterseiten, Zehengelenke und ganzen Zehen. Schicken Sie das Lächeln auch in das Innere Ihres Körpers, das Gehirn, Zunge, Schlund und Zähne, Speise- und Luftröhre, Bronchien und Lungen, das Herz und seine Blutgefäße. Lächeln Sie in die Organe hinein und lassen Sie das Lächeln dann den gesamten Brustkorb ausfüllen. Wandern Sie weiter zum Magen, zu Dünn- und Dickdarm, Leber und Galle, Milz und Bauchspeicheldrüse, Nieren und Blase. Das Lächeln sollte jetzt den gesamten Bauchraum ausfüllen. Schicken Sie das Lächeln auch an die Stellen, die Sie noch nicht erreicht haben. Spüren Sie, wie schließlich gelassene Heiterkeit Ihren ganzen Körper durchströmt, und verbleiben Sie 2–3 Minuten in diesem Gefühl.

Schließen Sie die Übung ab, indem Sie 3-mal tief ein- und ausatmen und den ganzen Körper ausführlich strecken und räkeln. Dann öffnen Sie die Augen und kehren allmählich wieder in die Alltagswelt zurück.

Nützlich ist es, wenn Sie sich für diese Übung ein wenig mit der Anatomie unseres Körpers vertraut machen. Sie brauchen dafür kein medizinisches Lehrbuch zu studieren, es reichen einfache schematische Darstellungen, sodass Sie die Organe in Ihrem Körper besser visualisieren können.

❺ Progressive Muskelentspannung
(ca. 30 Minuten)

Die folgende schrittweise Muskelentspannung wurde von dem amerikanischen Arzt Edmund Jacobson entwickelt. Sie ist gut geeignet als Muntermacher für zwischendurch, aber auch zur abendlichen Entspannung. Man kann durch diese Übung sowohl chronische Spannungszustände der Muskulatur, wie zum Beispiel im Schulter-Nacken-Bereich, vermindern als sich auch psychisch entspannen. Die Übung ist wirksam bei jeder Art von psychischem Stress, bei Nervosität, erhöhtem Blutdruck, Ängsten und Verspannungen. Zur Linderung von Kopf-, Nacken- und Rückenschmerzen sollten Sie besonders auf die Anspannungsdosis achten und nur so stark anspannen, dass sich die Schmerzen nicht verstärken. Wichtig ist, dass Sie aufmerksam und bewusst den Unterschied zwischen Spannung und Entspannung in den einzelnen Körperpartien möglichst genau wahrnehmen.

Sorgen Sie dafür, dass Sie ungestört sind, und setzen Sie sich mit geradem Rücken und parallelen Beinen auf einen Stuhl oder legen Sie sich hin. Öffnen Sie beengende Knöpfe oder Gürtel und schließen Sie die Augen. Atmen Sie 10-mal tief und langsam ein und aus oder machen Sie die oben angeführte Atemübung. Beobachten Sie dabei, wie der Atem ruhig und gleichmäßig durch die Nase in den Körper und durch die Nase wieder hinausströmt.

Spannen Sie nun in der angegebenen Reihenfolge jeweils eine Muskelgruppe 15 Sekunden an. Beginnen Sie mit einer leichten Anspannung, die stetig zunimmt. Verkrampfen Sie nicht, konzentrieren Sie sich auf die jeweilige Muskelgruppe und spannen Sie nur so stark an, dass keine Schmerzen entstehen. Lassen Sie die anderen Muskeln Ihres Körpers so locker wie möglich und atmen Sie während der Anspannungsphase ruhig und gleichmäßig weiter. Anschließend lassen Sie die Spannung möglichst plötzlich los, nicht allmählich wie beim Anspannen. Spüren Sie nach, wie sich zum Beispiel nach dem Ballen der Faust Hand und Finger entspannen. Atmen Sie weiterhin ruhig, tief und gleichmäßig und spüren Sie etwa 30 Sekunden der Entspannung in Ihren Muskeln nach. Beobachten Sie gezielt die Unterschiede während der Zunahme der Spannung, dem Übergang von Anspannung zu Entspannung und während der Entspannung.

Führen Sie nun die Entspannungsübung in folgender Reihenfolge durch:
- 15 Sekunden die rechte Faust ballen (Linkshänder beginnen mit der linken Faust), 30 Sekunden Hand und Finger entspannen, nun nach

dem gleichen Prinzip 15 Sekunden die linke Faust ballen und wieder entspannen, dann beide Fäuste ballen und entspannen
- 15 Sekunden beide Oberarme seitlich an den Brustkorb pressen, 30 Sekunden entspannen; und weiter nach dem gleichen Prinzip:
- die Hände vor der Brust falten und möglichst fest zusammendrücken
- die Schultern ganz hochziehen
- die Schultern nach hinten und zusammenziehen
- kräftig die Stirn runzeln und die Augenbrauen nach oben ziehen
- die Augenbrauen zusammenziehen
- die Augen fest schließen und die Wangen anspannen
- die Zähne fest zusammenbeißen, aber nicht knirschen, dann die Kiefermuskeln wieder entspannen
- die Zunge fest gegen den Gaumen pressen
- die Lippen fest aufeinanderpressen
- das Kinn weit nach vorn schieben und den Nacken etwas anspannen (nicht zu stark!)
- den Kopf zur Brust beugen und das Kinn gegen die Brust drücken
- so tief wie möglich in Brust und Bauch atmen und nur wenige Sekunden die Atmung anhalten, dann entspannen
- den Bauch einziehen und die Bauchmuskeln ganz hart machen
- den Bauch herausdrücken und die Bauchmuskeln auf diese Weise anspannen
- die Gesäß- und Oberschenkel fest anspannen, die Fersen dazu auf den Boden drücken
- die Knie zusammendrücken
- beide Füße kräftig gegen den Boden drücken
- die Beine ganz ausstrecken und die Zehen kräftig nach vorne wegdrücken
- die Beine ganz ausstrecken und den Fuß und die Zehen fest zum Körper hinziehen

Nehmen Sie schon während der Übung wahr, wie sich die Entspannung immer weiter in Ihrem Körper ausbreitet, über das Gesicht, den Kopf, Hals, Nacken usw. Lassen Sie zu, wie sich entspannende Wärme- und Schweregefühle in Ihrem Körper ausbreiten. Vertiefen und genießen Sie am Schluss das Gefühl der Entspannung noch für einige Minuten. Lösen Sie die noch verbliebene Restspannung.

Schließen Sie dann die Übung ab, indem Sie 3-mal tief ein- und ausatmen, und sagen Sie dabei zu sich die Formel: »Wenn ich beim dritten Atemzug die Augen öffne, bin ich hellwach und ganz entspannt.« Öffnen Sie beim dritten Atemzug die Augen und strecken und räkeln Sie den ganzen Körper gründlich.

Rückengerechtes Verhalten im Alltag

Wenn Sie an Rückenbeschwerden leiden, sollten Sie die in diesem Kapitel genannten praktischen Ratschläge für ein rückengerechtes Verhalten im Alltag besonders beherzigen. Aber auch Rückengesunde profitieren, wenn sie wissen, wie man rückengerecht sitzt, liegt und sich bewegt, weil sie dadurch möglichen späteren Beschwerden wirksam vorbeugen können.

❶ Stehen und Gehen

Stehen

Gestreckte Beine beim Stehen oder Gehen sind schädlich für die Wirbelsäule, weil sie zur Ausbildung einer Hohlkreuzhaltung führen. Stehen Sie daher entspannt, mit leicht gebeugten Knien (korrekte Haltung s. S. 24 f.). Gewöhnt man sich an das leichte Beugen der Knie und dehnt und kräftigt außerdem die entsprechenden Muskelpartien, kann auch ein bereits bestehendes Hohlkreuz oft ausgeglichen und die Wirbelsäule entlastet werden.

Längeres Stehen: Wie man dynamisch sitzt, ist bekannt. Sie sollten aber auch dynamisch stehen, das heißt die Haltung im Stehen öfter verändern. Wechseln Sie etwa alle 15 Minuten das Standbein, wenn Sie länger stehen müssen, entspannen Sie die Schultern und halten

Sie den Kopf gerade, sodass die Augen geradeaus blicken. Nutzen Sie Gelegenheiten, sich anzulehnen, da Sie dadurch Oberkörpergewicht wegnehmen. Beim Bügeln können Sie zur Entlastung immer abwechselnd ein Bein auf einen kleinen Schemel oder Kasten stellen. Das Knie des anderen Beins leicht gebeugt lassen (Abb. 11). Ein weiteres Beispiel für rückengerechtes entspanntes Stehen: Wenn Sie bei Vorträgen oder Reden ein Stehpult nutzen, auf dem der Oberkörper abgestützt wird, können Sie ebenfalls einen Schemel verwenden, auf dem Sie zur Entlastung des Rückens einen Fuß leicht erhöht abstellen können.

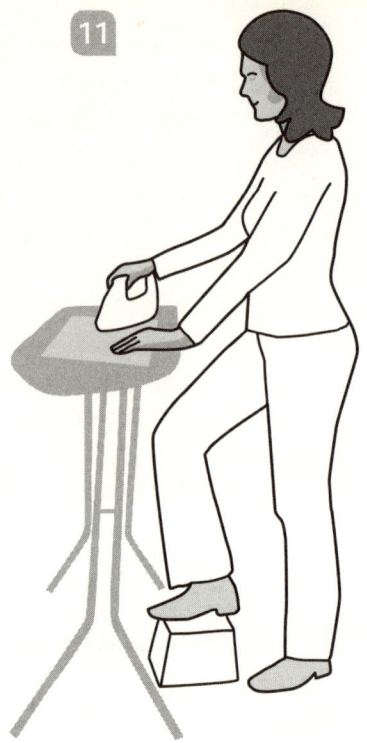

Gehen

Wie beim Stehen sollten Sie auch beim Gehen auf eine entspannte gerade Haltung und leicht gebeugte Knie achten (korrekte Haltung s. S. 24f.). Wenn Sie zu Rückenbeschwerden neigen, benutzen Sie auf Spaziergängen und Wanderungen zur Entlastung der Wirbelsäule einen Stock. Das hat nichts mit Altsein zu tun, sondern ist eine sinnvolle und natürliche Verhaltensweise, die man auch bei Kindern beobachten kann, die sich auf Wanderungen wie selbstverständlich einen Stock suchen.

Schuhe

Welche Schuhe wir tragen, ist beim Stehen und besonders beim Gehen von großer Bedeutung. Hohe und zu harte Absätze belasten die Wirbelsäule und verstärken die Biegung der Lendenwirbelsäule. Achten Sie auf weiche Absätze und Sohlen zur Dämpfung harter Stöße, auf feste seitliche Fersenführung und ein gutes, bequemes Fußbett oder Einlagen. Geeignet sind auch offene Sandalen mit Fußbett und Führung, da Sie durch das feste Krallen der Zehen ständig Fußgymnastik durchführen. Überhaupt sollten Sie so oft wie möglich barfuß oder in Socken gehen, das massiert Ihre Füße und hält sie beweglich.

❷ Bücken und Heben

Heben

Bereits das Heben leichterer Gegenstände führt zu einer deutlichen Belastung der Bandscheiben im unteren Wirbelsäulenbereich. Schweres Heben und Tragen stellt die größte Belastung für die Wirbelsäule im Alltag dar. Im Zweifelsfall daher immer Hilfe holen, denn geteilte Last ist tatsächlich nur halbe Last für unsere Bandscheiben. Wer bereits einen Bandscheibenschaden hat oder unter chronischen Rückenbeschwerden leidet, sollte keine schweren Lasten tragen.

Ist das Heben von Lasten unvermeidlich, muss das Gewicht möglichst körpernah, mit Körperkontakt getragen werden. Mit jedem Zentimeter Abstand eines Gegenstands vom Körper vergrößert sich die Belastung im unteren Wirbelsäulenbereich. Spannen Sie beim Heben die Bauch- und Rumpfmuskulatur etwas an, das entlastet und ist gleichzeitig Muskeltraining. Atmen Sie aus, wenn Sie das Gewicht anheben. Wenn möglich, stellen Sie sich in Grätschstellung über den zu hebenden Gegenstand. Führen Sie alle Arbeiten möglichst körpernah durch und achten Sie auf kleine Pausen zwischendurch.

Müssen Sie Lasten nach oben heben, führen Sie dies in Etappen durch und stellen Sie zum Beispiel einen Getränkekasten erst auf dem Kofferraumrand Ihres Fahrzeugs ab, bevor Sie ihn nach innen heben. Wenn Sie Lasten tragen, verteilen Sie diese gleichmäßig. Nehmen Sie lieber zwei kleine Koffer als einen großen. Noch besser ist ein Rucksack oder ein Koffer mit Rollen. Vergessen Sie auch nicht das Prinzip »mehr gehen als tragen«: Gehen Sie lieber zwei- oder dreimal zwischen Küche und Esszimmer hin und her, als ein schweres Tablett mit dem ganzen Geschirr auf einmal zu befördern. Dinge des täglichen Bedarfs bringen Sie am besten in Brusthöhe an, um die Entnahme und das Einordnen zu erleichtern.

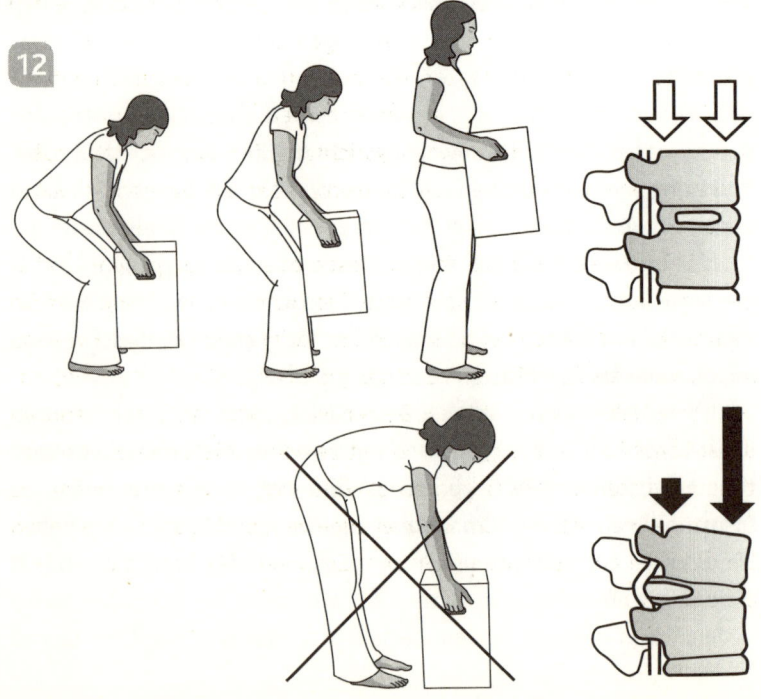

Bücken

Bücken mit gekrümmtem Rücken nimmt uns unsere Wirbelsäule auf Dauer sehr übel. Beugen Sie sich daher niemals mit gestreckten Beinen nach vorne! Gehen Sie, anstatt den Rücken zu beugen, mit geradem Oberkörper in die Knie oder in die Hocke, wenn Sie sich tiefer bücken müssen (Abb. 12). Falls möglich, stützen Sie sich dabei mit einer Hand etwas ab. Auf diese Weise können Sie am besten eine gerade und daher schonende Rückenhaltung bewahren.

Besonders kritisch für die Bandscheiben ist das Weiterreichen von Lasten und Gegenständen mit verdrehter Körperhaltung. Zum Beispiel kommt es häufig zur akuten Schädigung von Bandscheiben oder auch einem Bandscheibenvorfall beim Be- und Entladen eines Kofferraums. Vermeiden Sie daher Drehbewegungen des Oberkörpers oder einen gebückten Rücken, wenn Sie etwas tragen, und achten Sie auf einen guten Stand. Tragen Sie Lasten körpernah und führen Sie Drehungen mit dem ganzen Körper aus, also mit mehreren kleinen Schritten von Beinen und Füßen in die Bewegungsrichtung. Der Rücken sollte dabei immer gerade bleiben. Spannen Sie beim Heben die Bauchmuskulatur etwas an.

Arbeitsgeräte wie Staubsauger, Besen oder Gartenrechen benötigen lange Stiele, sodass Sie eine große Reichweite haben, ohne dass Sie sich bücken müssen. Ebenso sollten Sie Tätigkeiten wie das Ein- und Ausräumen der Geschirrspülmaschine nicht gebückt oder mit verdrehter Körperhaltung durchführen. Besser ist es, sich mit einer Hand an der Arbeitsfläche abzustützen und mit geradem Rücken in die Knie zu gehen. Um mit geradem Rücken Schuhe und Strümpfe anziehen zu können, lehnen Sie sich zum Beispiel auf einem Stuhl zurück und heben Sie das Knie an. Oder Sie stellen zum Schnüren des Schuhs einen Fuß auf einen Stuhl.

③ Richtig liegen

Matratze und Kissen

Etwa ein Drittel unseres Lebens verbringen wir im Bett. Eine wichtige Voraussetzung für die Entlastung und Regeneration von Wirbelsäule und Muskulatur und einen erholsamen Schlaf ist daher eine gute Schlafunterlage. Achten Sie darauf, dass die Matratze der Wirbelsäule einen festen Halt bietet, aber etwas flexibel ist. Sie sollte einteilig, körperunterstützend und punktelastisch sein. Becken, Schultern und Kopf dürfen nicht einsinken, Hals- und Lendenwirbelsäule sollten gestützt werden. Auch ursprünglich feste, qualitativ hochwertige Matratzen entwickeln im Laufe der Jahre eine Mulde, sodass die Wirbelsäule durchhängt. Investieren Sie daher rechtzeitig und sparen Sie nicht an Ihrer Rückengesundheit.

Große, weiche Kopfkissen sind ungünstig, da sich Hals- und Brustwirbelsäule sowohl in Rücken- als auch in Seitenlage in einer Linie befinden sollten. Der Kopf sollte daher zur Unterstützung von Hals und Nacken auf einem kleinen, festeren Kissen ruhen. Am besten eignen sich orthopädische Nackenstützkissen zur richtigen Lagerung von Kopf, Schultern und Nacken, besonders wenn schon Schäden an der Wirbelsäule bestehen.

Liegeposition

Eine günstige Liegeposition unterstützt die natürlichen Krümmungen der Wirbelsäule und hält den Rücken möglichst gerade. Am rückenfreundlichsten ist die **Seitenlage** mit leicht angezogenen Knien. Die Schulter liegt dabei nicht auf, sondern vor dem Kissen, sodass die gerade Linie vom Nacken bis zum Brustwirbelbereich erhalten bleibt. Die angezogenen Knie entlasten die Lendenwirbelsäule (Abb. 13). Optimal für eine gerade Ausrichtung des Rückens ist, wenn Sie ein Kissen oder eine Decke zwischen die Knie nehmen. In **Rückenlage** sollten Sie eine zusammen-

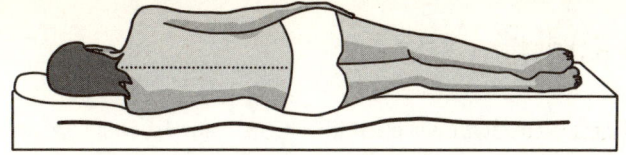

gerollte Decke, eine Knierolle oder ein Kissen unter die Knie legen, damit die Lendenwirbelsäule sich richtig entspannen kann. Die **Bauchlage** ist für den Rücken grundsätzlich ungünstig, weil sie die Ausbildung eines Hohlkreuzes fördert. Außerdem wird meistens der Nacken verdreht, damit der Kopf auf die Seite gelegt werden kann. Bauchschläfer sollten zumindest ein Kissen unter den Bauch legen und ein Bein anziehen, wenn sie sich nicht an Rücken- oder Seitenlage gewöhnen können.

Aufstehen/Hinlegen

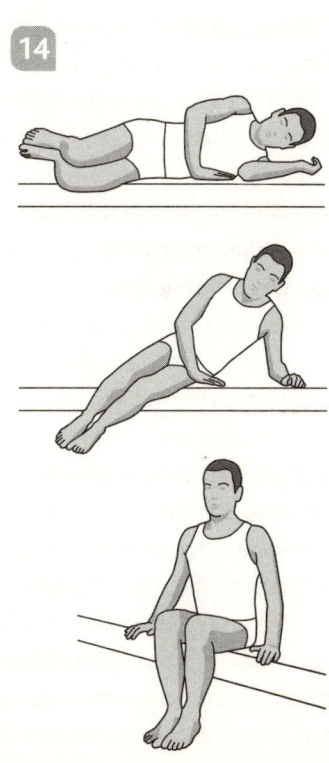

Wenn Sie aufstehen, rollen Sie sich seitlich aus dem Bett, indem Sie sich mit den Händen gut abstützen (Abb. 14). Das Hinlegen erfolgt in umgekehrter Reihenfolge.

Wenn Sie aus der Rückenlage vornüber aufstehen, werden die Bandscheiben stark gequetscht, sodass oft schon durch falsches Aufstehen und Hinlegen Beschwerden entstehen können.

TIPP Strecken Sie sich morgens nach dem Aufwachen erst einmal genüsslich und machen Sie einige Lockerungsübungen. Rollen Sie sich schließlich zum Aufstehen seitlich aus dem Bett.

❹ Richtig sitzen

Viel Zeit verbringen wir auch im Sitzen – am Arbeitsplatz, im Auto, zu Hause oder in der Schule. Dabei ist die ungünstigste Haltung eine gerundete Brustwirbelsäule, wobei der Hinterkopf in den Nacken genommen und der Kopf leicht nach vorne geschoben wird. Ein Rundrücken ist in jedem Fall zu vermeiden, besonders natürlich wenn Sie länger sitzen oder Rückenbeschwerden haben!

Grundsätzlich sollten Sitz- und Schlafmöbel nicht zu weich sein und Sitzmöbel, auf denen man länger sitzt, eine rückengerecht geformte Lehne haben. Eine gute Möglichkeit, abends und zwischendurch den Rücken zu entspannen, bieten marktübliche rückengerecht geformte Entspannungsstühle (Abb. 15).

Um rückenschonend und entspannt zu sitzen, sollten Sie grundsätzlich fünf Regeln beherzigen:

1) *Rücken anlehnen:* Achten Sie besonders bei Arbeitsstühlen auf eine wirbelsäulengerechte, ergonomisch geformte Lehne und Sitzfläche. Die Lehne sollte den Rücken bis mindestens unter die Schulterblätter abstützen und einen beweglichen Halt bieten, das heißt den Bewegungen des Rückens von der vordersten bis zur hintersten Sitzposition folgen. Dadurch wird die Wirbelsäule in jeder Position gestützt und das Becken in der richtigen Position gehalten. Auch die Sitzfläche muss auf einen Haltungswechsel reagieren können.
2) *Knie auf Hüfthöhe oder etwas tiefer halten:* Der Winkel zwischen Ober- und Unterschenkel sollte mindestens 90° betragen. Die Füße stehen mit ganzer Fläche auf dem Boden, oder Sie benutzen einen Schemel (Abb. 16).
3) *Stuhl mit Armlehne benutzen:* Wenn Sie länger sitzen, sollten Sie zur Abstützung der Arme für zwischendurch einen Stuhl mit Armlehnen haben. Schieben Sie den Stuhl immer so nah wie möglich an den

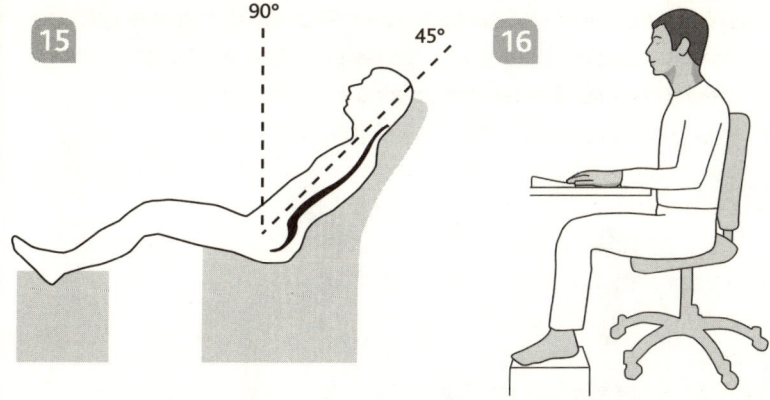

Tisch, damit Sie sich mit geradem Rücken aus der Hüfte nach vorne beugen können, wenn dies erforderlich ist. Bleiben Sie nicht lange in der gebeugten Stellung und lehnen Sie sich zwischendurch zurück.

4) *Sitzen Sie dynamisch:* Wechseln Sie oft die Sitzhaltung, setzen Sie sich auch zwischendurch mit geradem Oberkörper auf die Stuhlkante und lehnen Sie sich dann wieder zurück (mit dem Gesäß zurückrutschen). Stehen Sie zwischendurch auf, bewegen, räkeln und strecken Sie sich, schlenkern Sie die Arme aus und machen Sie leichte Gymnastik (s. S. 122 f.). Wenn Sie auf dem Boden sitzen, ziehen Sie die Knie etwas an und stützen Ihre Hände ab, dadurch wird der Rücken entlastet.

5) *Stehen Sie rückengerecht auf:* Rutschen Sie mit dem Gesäß zur Stuhlkante vor, wenn Sie aufstehen, und drücken Sie sich mit den Armen hoch. Besonders wenn die Bandscheiben bereits geschädigt sind, ist es wichtig, sich kurz kräftig auf die Arme zu stützen. Legen Sie die Hände beim Aufstehen auf die Stuhllehnen oder die Oberschenkel. Beugen Sie dann die Knie, strecken Sie das Gesäß ein wenig nach hinten und verlagern Sie Ihr Gewicht nach vorne. Nun

aus den Knien heraus mit geradem Rücken aufstehen. Der Druck der Hände wirkt dabei unterstützend (Abb. 17). Beim Hinsetzen stützen Sie sich in gleicher Weise ab. Bringen Sie dabei den gerade gehaltenen Oberkörper über die Knie, beugen Sie Knie und Hüften, stützen Sie sich auf den Oberschenkeln ab und setzen Sie sich.

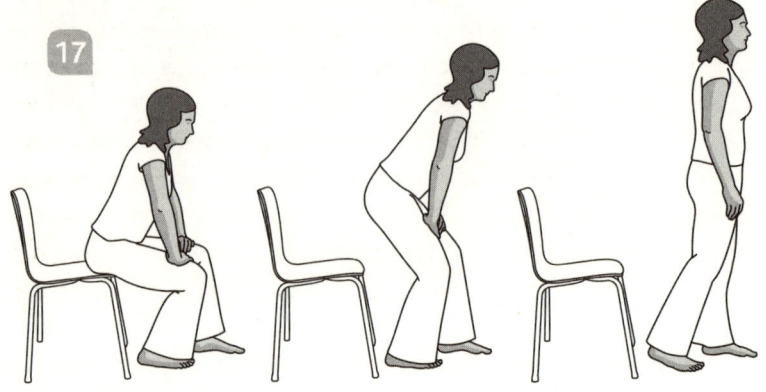

Besonderheiten am Computerarbeitsplatz

Stuhl und Schreibtisch: Schreib- und Sitzfläche müssen aufeinander abgestimmt sein und zu Ihrer Körpergröße passen. Wenn Sie entspannt am Arbeitsplatz sitzen, sollten Ober- und Unterarme mindestens einen Winkel von 90° zur Arbeitsfläche bilden und die Unterarme waagrecht auf der Tischfläche liegen können. Auf diese Weise bleiben Schultern und Oberarme entspannt. Ober- und Unterschenkel bilden wie die Arme einen Winkel von mindestens 90° (Knie auf Hüfthöhe oder etwas tiefer). Nutzen Sie die ganze Sitzfläche, damit Sie sich zur Entlastung der Wirbelsäule anlehnen können. Die Füße sollten den Boden mit ihrer ganzen Fläche berühren, sonst brauchen Sie eine Fußstütze. Achten Sie auch darauf, dass die Beine Bewegungsfreiheit haben. Stühle brauchen eine ergonomisch geformte Lehne und Sitzfläche (Stuhl und Sitzen

s. S. 56 ff.). Eine harte Sitzfläche gibt Stabilität und fordert Muskelarbeit. Ist die Sitzfläche zu weich, kippt das Becken nach hinten, sodass der Oberkörper zusammensinkt.

Entfernung des Monitors: Setzen Sie sich auf Ihren Bürostuhl vor Ihren Schreibtisch und lehnen Sie den Rücken an. Der Monitor sollte jetzt mindestens so weit entfernt stehen, dass Sie ihn gerade noch berühren können, wenn Sie einen Arm mit den Fingerspitzen gerade nach vorne ausstrecken. Für Bildschirme über 17 Zoll können größere Sehentfernungen notwendig sein. Stellen Sie den Monitor so auf, dass Ihr Kopf leicht nach unten geneigt ist, wenn Sie auf die Bildschirmmitte blicken. Dabei soll die oberste Bildschirmzeile nicht über Augenhöhe liegen. Die Blickrichtung zum Monitor sollte immer parallel zum Fenster sein. Auf diese Weise vermeiden Sie Blendungen oder Spiegelungen durch das Außenlicht.

Einstellung der Tastatur: Legen Sie dazu Unterarme und Handgelenke entspannt auf den Schreibtisch. Die Hände sollten locker waagrecht zum Ellbogen aufliegen. Das geschieht, wenn die Tastatur mindestens 5–6 Zentimeter von der Tischkante entfernt aufgestellt wird. Um die Handgelenke möglichst wenig zu belasten, sollte die Neigung der Tastatur maximal 15° betragen. Die Tastaturfüßchen auf der Rückseite der Tastatur sind unter Normalbedingungen eingeklappt.

Kurze Augenentspannung: Jedes konzentrierte Schauen auf den Monitor strengt auf Dauer die Augen an. Als Folge werden meist auch Nacken- und Halsmuskulatur angespannt. Reiben Sie daher von Zeit zu Zeit Ihre Handinnenflächen und Finger mit schnellen Bewegungen kräftig gegeneinander, bis sie richtig warm sind. Legen Sie dann die warmen Handflächen auf die geschlossenen Augen. Drücken Sie nicht auf die Augäpfel und lassen Sie die Nase frei. Atmen Sie tief und ruhig und entspannen Sie sich 2–3 Minuten.

❺ Sich bewegen bringt Segen

In Bewegung bleiben

Durch einen häufigen Wechsel von Ruhe und Bewegung werden Stoffwechsel und Regeneration sämtlicher Zellen unseres Körpers angeregt. Mangelnde Muskelbetätigung führt dazu, dass die Ernährung bestimmter Körperregionen und die Ausscheidung von Abbau- und Schlackenstoffen behindert werden. Mit der Zeit kommt es dann zu einem Abbau der wirbelsäulenstützenden Rückenmuskulatur, von Muskelmasse, aber auch von Knochenmasse. Einer der wichtigsten Aspekte für einen gesunden Rücken ist daher, dass Sie in Bewegung bleiben und Muskeln und Gelenke im individuell geeigneten Maß beanspruchen.

Ein ständiger Wechsel von Be- und Entlastung ist auch für den Stoffwechsel unserer Bandscheiben notwendig. Nach dem Schwammprinzip kommt es bei Belastung der Bandscheiben zur Flüssigkeitsabgabe, wobei Abbaustoffe herausgedrückt werden. Bei Entlastung wird Flüssigkeit mit frischen Nährstoffen aufgesaugt. Abbildung 18 zeigt, ab wann und in welchem Grad die Wirbelsäule belastet wird.

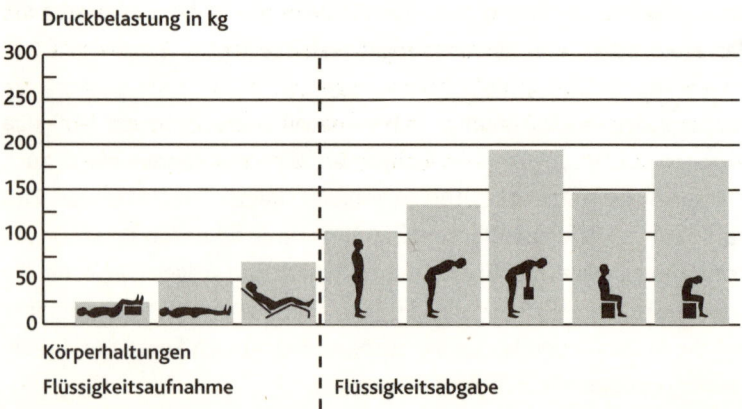

Durch den Wechsel von Ruhe und Bewegung tragen wir aktiv zur Gesunderhaltung unserer Wirbelsäule bei und beugen einer vorzeitigen Alterung vor: Führen Sie daher morgens vor dem Frühstück, zwischendurch im Büro und wenn möglich auch abends leichte Gymnastik durch. Zusätzliche, individuell für Sie geeignete sportliche Betätigung hält Ihren Körper fit und die Wirbelsäule geschmeidig. Dabei ist das Prinzip, grundsätzlich für Bewegung zu sorgen, wichtiger, als unbedingt sofort viel Sport zu treiben. Um sich für den Anfang wieder an mehr Bewegung zu gewöhnen und mehr Körpergefühl zu entwickeln, kann man zum Beispiel häufiger zu Fuß zu gehen, wandern und ausgleichende gymnastische Übungen in den Tagesablauf integrieren. Gewöhnen Sie sich auch an, Treppen zu steigen anstatt den Lift zu benutzen. Fahren Sie mit dem Fahrrad zum Einkaufen oder ins Büro statt mit dem Auto. Fordern Sie sich, damit Sie in Bewegung bleiben, und suchen Sie sich auch Partner dazu – das motiviert.

Rückengymnastik

Planen Sie ein tägliches Rückengymnastikprogramm in Ihren Tagesablauf mit ein. Auf diese Weise kräftigen und dehnen Sie gezielt die Rücken- und Rumpfmuskulatur und erhalten die Beweglichkeit Ihrer Wirbelsäule. Fordern Sie sich, aber überanstrengen Sie sich nicht. Häufigere Wiederholungen einer Übung, dafür aber weniger schnell und mit weniger Kraft sind gesundheitsfördernder als ein zu hartes Training. Schon 4-mal 10 Minuten Rückentraining pro Woche haben einen spürbaren Effekt.

Empfehlenswerte Methoden bei Beschwerden

Qi-Gong, Yoga und Tai Chi sind besonders effektive Methoden zur Förderung der Gesundheit. Die Erfahrung dieser Systeme beruht auf einer jahrhunderte- bis jahrtausendealten Tradition. Inzwischen werden von vielen Krankenkassen kostengünstig Kurse angeboten, die auch für Menschen mit Rückenbeschwerden geeignet sind.

Die Bewegungsschulung nach Feldenkrais hat sich ebenfalls sehr gut bei Rückenbeschwerden bewährt.

Ausdauertraining

Verbesserung und Schulung der Körperhaltung und das Training der Beweglichkeit, Koordination und Muskelkraft sind zwei wichtige Eckpfeiler, um Rückenbeschwerden vorzubeugen oder zu lindern, Ausdauertraining ein weiterer. Für Gesundheit, Wohlbefinden und Stoffwechsel ist das Training der körperlichen Ausdauer von großer Bedeutung. Einfache und wenig anspruchsvolle Möglichkeiten für den Beginn sind Wandern, Walking oder auch geeignete Fitnessgeräte, wobei Crosstrainer und Laufband am rückenschonendsten sind. Um einen spürbaren Effekt zu erzielen, sollten Sie anfangs mindestens 1–2-mal, später 2–4-mal wöchentlich ein Training von mindestens 20 Minuten absolvieren.

Die im Folgenden beschriebenen Sportarten eignen sich alle für Ausdauertraining und sind außerdem rückenfreundlich. Trotzdem sollten Sie sich, bevor Sie eine neue Sportart beginnen, ärztlich untersuchen und beraten lassen, um abzuklären, welche für Ihre Wirbelsäule am besten geeignet ist. Dies gilt besonders für Menschen mit Beschwerden!

Grundsätzlich sollten Sie sich vor dem Sport und auch vor Dehnungsübungen mit einem kurzen »Warm-up« aufwärmen (s. S. 80 f.). Vergessen Sie nicht, nach Bewegungsphasen Ruhepausen einzulegen, nur dann haben Sie auch den optimalen Trainingseffekt.

Schwimmen: Da der Auftrieb des Wassers Wirbelsäule und Muskulatur entlastet, ist Schwimmen für Menschen mit Rückenbeschwerden besonders gut geeignet. Bei Beschwerden an der Halswirbelsäule sollten Sie kraulen oder rückenschwimmen. Hier wird der ganze Rücken gestreckt und abwechselnd be- und entlastet. Wenn Sie brustschwimmen, führen Sie am besten seitliche Schwimmbewegungen durch, um die Verstärkung der Hohlkrümmung im Nacken- und Lendenbereich zu vermeiden, oder Sie schwimmen unter Wasser, wenn Sie dies können und tauchen nur gelegentlich zum Luftholen auf.

Aufgrund des guten Trainingseffekts bei größtmöglicher Schonung der Gelenke sind auch Aquatrainings empfehlenswert, wie sie von vielen Krankenkassen angeboten werden: Aquajogging, Aquawalking, Aquawirbelsäulengymnastik.

Joggen: Laufen stärkt Herz, Kreislauf und Muskulatur. Besorgen Sie sich beim Fachhändler gute, an Ihre Füße und an Jahreszeit und Witterung angepasste Schuhe mit festem Fersenhalt und stoßdämpfender Sohle. Dies ist von zentraler Bedeutung. Steigern Sie Lauftempo und -zeit ganz allmählich, um Überbelastung zu vermeiden und einen echten Trainingseffekt zu erzielen. Beugen Sie beim Laufen den Oberkörper leicht nach vorne, um nicht ins Hohlkreuz zu fallen. Solange Sie Rückenbeschwerden haben, sollten Sie allerdings nicht joggen! Menschen mit Übergewicht sollten mit gelenkentlastenden Sportarten wie Radfahren und Schwimmen beginnen und später zum Walken übergehen.

Walking (zügiges Gehen): Die gelenkschonende Alternative zum Joggen gilt als ideale Ausdauersportart. Da Gelenke, Bänder, Sehnen und Wirbelsäule nur wenig belastet werden, eignet sich Walking besonders für Menschen mit Beschwerden im Bereich des Rückens oder anderen Problemen des Bewegungsapparats. Aber auch hier sollten Sie wie beim Joggen auf geeignetes Schuhwerk achten! Nordic Walking, die Variante des zügigen Gehens mit unterstützendem Stockeinsatz, eignet sich dabei besonders, da durch die kraftvollen Armbewegungen zusätzlich die Rumpfmuskulatur trainiert wird.

Radfahren: Rückenschonend ist es, den Lenker eines Tourenrads so hoch einzustellen, dass ein Rundrücken vermieden wird. Achten Sie auch auf eine gute Sattelfederung zur Stoßdämpfung. Beim Fahren mit Rennrädern werden harte Stöße auf den gekrümmten Rücken übertragen, zudem muss der Kopf gehoben werden, was zu einer verstärkten Krümmung der Halswirbelsäule führt. Da die Rumpfmuskulatur beim Radfahren nur wenig trainiert wird, sollte mit einer anderen Ausdauersportart abgewechselt werden.

Skilanglauf: Diese Wintersportart ist ein hervorragendes Training für die Wirbelsäule, für Rumpf-, Bein- und Armmuskulatur. Anfänger sollten die richtige Technik in einer Skischule erlernen.

Tanzen: Vielen Menschen macht es Freude zu tanzen. Freude und Spaß sollten als Motivationsfaktoren nicht unterschätzt werden, wenn man vorhat, sich dauerhaft mehr zu bewegen. Beim Tanzen werden Koordination, Körperhaltung und Körperwahrnehmung geschult, und je nachdem, wie intensiv oder welchen Stil man tanzt, wird auch die Ausdauer gefördert.

6. Unsere Ernährung – Fundament jeglicher Gesundheit

Unsere Ernährung hat zweifachen Einfluss auf die Wirbelsäule: Erstens bestimmt sie entscheidend die Beschaffenheit von Muskeln und Knochen mit, und zweitens trägt Übergewicht, das ja naturgemäß von unseren Ernährungs- und Bewegungsgewohnheiten abhängt, zur Ausbildung von

Rückenschmerzen und Wirbelsäulenschäden bei. Übergewicht führt zu einer »passiven« Haltung mit Hohlkreuz und vorgewölbtem Bauch, die von Muskelverspannungen begleitet wird. Viele Menschen achten nach wie vor nur ungenügend auf eine ausgewogene Ernährung, daran können leider auch die zahlreichen Ernährungsrichtlinien in Literatur, Funk und Fernsehen nichts ändern. Wie und was wir essen beeinflusst unsere allgemeine Gesundheit, aber auch die Gesundheit unserer Wirbelsäule. Aus diesem Grund an dieser Stelle einige allgemeine Ernährungsregeln:

- Essen Sie nur so viel, dass Sie Ihr individuelles, normales Körpergewicht behalten. Übergewicht trägt stark zum Verschleiß der Wirbelsäule bei.
- Essen Sie sich nicht randvoll, sondern hören Sie auf, bevor Sie ganz satt sind.
- Wenn Sie abnehmen wollen, sparen Sie als Grundprinzip vor allem tierische Fette ein.
- Vermeiden Sie Dickmacher wie Schokolade, Kuchen, Sahne, Zucker, Weißmehlprodukte, Cola, Chips, Hamburger, sehr fette Speisen und Alkohol in größeren Mengen. Legen Sie nach jedem »Sündentag« drei »Gesundheitstage« mit überwiegendem Konsum von Obst und Gemüse ein.
- Eine ausgewogene, abwechslungsreiche Kost, die reich an Ballaststoffen, Vitaminen, Mineralien und Spurenelementen ist, enthält bevorzugt Obst, Gemüse, Getreide und Milchprodukte (in Maßen). Schränken Sie den Konsum von Fleisch und Wurst ein. Ersetzen Sie Fleisch durch Sojaprodukte und Wurst durch vegetarischen Brotaufstrich.
- Trinken Sie täglich mindestens 2 Liter Wasser.
- Um Osteoporose (Verminderung von Knochensubstanz infolge hormoneller Umstellung) vorzubeugen, sollten Frauen mittleren Alters auf eine ausreichende Calciumversorgung achten (Nüsse, Sesam, Amaranth, Tofu, Grünkohl, Brokkoli etc.; Käse, Milch und Milchprodukte in Maßen).

❼ Die 10 Rückenprinzipien

1) Bewegen Sie sich möglichst viel.
2) Halten Sie den Rücken stets gerade.
3) Gehen Sie beim Bücken in die Hocke.
4) Heben Sie keine schweren Gegenstände.
5) Verteilen Sie Lasten und halten Sie sie dicht am Körper.
6) Sitzen Sie aufrecht und dynamisch und stützen Sie bei längerem Sitzen den Oberkörper ab.
7) Stehen Sie nicht mit durchgestreckten Beinen.
8) Ziehen Sie beim Liegen die Beine an.
9) Wechseln Sie Tätigkeit mit Ruhe und Entspannung ab. Bei Beschwerden mehrmals täglich die Entspannungslagerung (s. S. 157) einnehmen.
10) Trainieren Sie täglich Ihre Rücken- und Rumpfmuskulatur.

8. Praktische Beispiele für einen rückengerechten Tag

1) Das Aufstehen: Springen Sie nach dem Aufwachen nicht sofort aus dem Bett, sondern legen Sie sich auf den Rücken und strecken und räkeln Sie sich zuerst genüsslich. Stellen Sie die Knie auf und machen Sie einige isometrische Anspannungsübungen (s. S. 75 ff.). Beginnen Sie damit, den Kopf 7 Sekunden lang fest ins Kissen zu drücken, dann lockerlassen. Zum Abschluss noch einmal strecken und seitlich aus dem Bett rollend aufstehen.
2) Morgens im Bad: Beim Zähneputzen und Duschen leicht in die Knie gehen und 20 Sekunden lang den Bauch einziehen, dann die Spannung wieder lösen. Mehrmals durchführen, insgesamt 3–5 Minuten lang.
3) Nutzen Sie Pausen während der Arbeit zur Durchführung einfacher Gymnastik- und Entspannungsübungen.
4) Achten Sie während des Tages immer wieder auf die richtige Haltung beim Sitzen, Stehen und Gehen. Versuchen Sie gleichbleibende Haltungen zu vermeiden.
5) Ruhen Sie sich nach der Arbeit in einem rückengerechten, bequemen Stuhl aus und bewegen Sie sich anschließend noch etwas.

Die Übungsprogramme

Damit unser Rücken gesund bleibt, braucht er vielseitige Bewegung. Nur wenn wir unsere Muskeln regelmäßig gebrauchen, können sie auch ihre Bewegungs- und Halteaufgaben erfüllen. Bei einseitiger Belastung kommt es wie bei einseitigem Training dazu, dass einige Muskeln zu stark, andere zu wenig beansprucht werden, mit den daraus möglicherweise sich ergebenden Konsequenzen eines muskulären Ungleichgewichts: falsche Belastungen, Verspannungen, vorzeitige Gelenkabnutzung. Vergleichen Sie unsere Wirbelsäule mit einem Baum, der vorne (Bauchmuskulatur) und hinten (Rückenmuskulatur) durch jeweils zwei Haltedrähte befestigt wird, sodass er auch bei »starkem Wind«, starker Belastung also, stabil bleibt. Unmittelbar stützend wirkt eine kräftige Rückenmuskulatur. Ebenso wichtig ist aber auch eine kräftige Bauchmuskulatur. Wenn sie zu schwach ist, treten an der Wirbelsäule starke Zugkräfte auf, da man sich zur Wahrung des Gleichgewichts leicht nach vorne neigen muss. Auf Dauer führt dies zu Ermüdung und Schmerzen. Bei vielen Patienten mit chronischen Rückenschmerzen ist die Unterleibsmuskulatur nur ein Drittel so kräftig wie bei Rückengesunden, manchmal noch weniger. Aus diesem Grund wird in den Programmen großer Wert auf ein rückenschonendes Training der Bauchmuskulatur gelegt. Um eine Hohlkreuzhaltung der Lendenwirbelsäule zu vermeiden, muss aber auch der stark belastete Bereich des unteren Rückens trainiert werden.

Besonders bei Belastung gilt, dass sich unser Rücken am wohlsten fühlt, wenn er gerade gehalten wird. Eine kräftige Rumpfmuskulatur (Rücken, Bauch und Gesäß) kann die Wirbelsäule wie ein Korsett stützen und ihr einen entlastenden Halt bieten. Rückenbeschwerden wird auf diese Weise vorgebeugt.

Die Trainingsprogramme in diesem Kapitel bieten Ihnen gymnastische Übungen zur Dehnung und Kräftigung der rückenstützenden Muskulatur und der Wirbelsäule in aufeinander aufbauenden Schwierigkeitsgraden. Das Übungsspektrum reicht von leichten, aber gezielten Dehnungs- und Kräftigungsübungen für Menschen mit Rückenbeschwerden bis hin zu anspruchsvolleren vorbeugenden und vitalisierenden Übungen für Rückengesunde. Für das Büro, das Auto und für zwischendurch finden sie spezielle Kurzprogramme.

Wenn Sie keine Beschwerden haben und hatten, stehen Ihnen alle Programme offen. Wenn Sie bereits unter Bandscheibenbeschwerden leiden, sollten Sie die in diesem Buch vorgeschlagene Rücken- und Heilgymnastik mit einer dafür ausgebildeten Fachkraft, etwa einer/einem Physiotherapeutin/en, besprechen und einüben. Dann können Sie auch sicher sein, dass Sie die Übungen richtig durchführen und den bestmöglichen Nutzen daraus ziehen. Extremere Dehnungsübungen wie die Meridiangymnastik aus Kapitel VI dienen der Gesundheitsprophylaxe und sind keine Heilgymnastik bei Rückenbeschwerden.

❶ Trainingsanleitung für alle Übungsprogramme

Suchen Sie sich das für Sie passende Programm aus und trainieren Sie anfangs täglich 1-mal etwa 10 Minuten und steigern Sie im Laufe der Zeit auf 2-mal täglich 20 Minuten mit einem wöchentlichen Pausentag zur Regeneration der Muskulatur. Führen Sie die einzelnen Übungen je nach Kondition 3–7-mal durch. Bedenken Sie, dass ein regelmäßiges

Training von täglich 10 Minuten wesentlich effektiver ist als zweimal pro Woche eine Stunde Training. Legen Sie nach 2–3 Trainingstagen zur Erholung der Muskulatur einen Tag Pause ein.

Muskelaufbau und die Verbesserung von Beweglichkeit und Dehnungsfähigkeit vollziehen sich langsam und kontinuierlich durch wohldosierte allmähliche Steigerung. Üben Sie daher ohne Hektik und Eile. Gehen Sie sanft mit Ihrem Körper um, fordern Sie sich, steigern Sie aber nur allmählich und gehen Sie nie über die Schmerzgrenze hinaus. Lassen Sie Übungen aus, die Beschwerden verursachen. Legen Sie sich je nach Übungsprogramm eine gut abdämpfende Gymnastikmatte (notfalls eine dicke Wolldecke), 1–2 feste kleine Kissen und einen Hocker zurecht.

Grundsätzlich sollte bei allen Übungen ruhig, tief und gleichmäßig geatmet werden, außer es ist etwas anderes angegeben. Zum Beispiel beginnt man die Dehnung bei einigen Übungen mit einer langen Ausatmung, atmet während der Dehnung normal weiter und kehrt mit einer Einatmung in die entspannte Stellung zurück. Übungen zur Vertiefung der Atmung finden Sie S. 41 ff.

Dehnen Sie grundsätzlich gleichmäßig, ohne nachzufedern, und verbleiben Sie einige Sekunden in einer leichten Dehnungsspannung. Wird die Spannung zu groß, lassen Sie etwas nach und versuchen erneut, sich während der Dehnung zu entspannen. Das Spannungsgefühl sollte abklingen, während Sie die Dehnung halten! Dehnen Sie ein zweites Mal fortschreitender, aber nach dem gleichen Prinzip wie zuvor. Schmerz ist ein Anzeichen dafür, dass etwas nicht stimmt. Brechen Sie dann die Übung ab! Achten Sie auf eine kurze Entspannungspause nach jeder Dehnung. Übungen zum Muskelaufbau wiederholen Sie besser häufiger mit geringerer Trainingsintensität, denn durch zu große Intensität riskieren Sie Beschwerden.

Üben Sie beständig, also täglich. Erst beständiges Üben bringt auch den gewünschten Erfolg, sodass vorzeitigem altersbedingten Verschleiß der Wirbelsäule vorgebeugt und chronische Rückenbeschwerden oft gebessert werden.

❷ Programm I

Das Übungsprogramm I besteht aus Übungen, die in den meisten Fällen begleitend zur ärztlich verordneten Therapie bei Rückenbeschwerden durchgeführt werden können. Übungen, bei denen Schmerzen auftreten, sollten Sie nicht durchführen. Im Zweifelsfall nehmen Sie Rücksprache mit Ihrem Arzt, Heilpraktiker oder Physiotherapeuten.

Übungsprogramm zur Kräftigung bei chronischen Rückenbeschwerden (ca. 8–10 Minuten)

Führen Sie die folgenden Übungen in der Entlastungslagerung durch (s. S. 157), wenn Sie Schmerzen im unteren Rückenbereich haben. Ansonsten nehmen Sie die Rückenlage ein, winkeln die Beine an und stellen die Füße flach auf den Boden. Durch den Druck des Lendenbereichs auf den Boden wird die Lendenlordose ausgeglichen und der untere Rücken langgezogen, sodass verkürzte Muskeln sanft gedehnt werden.

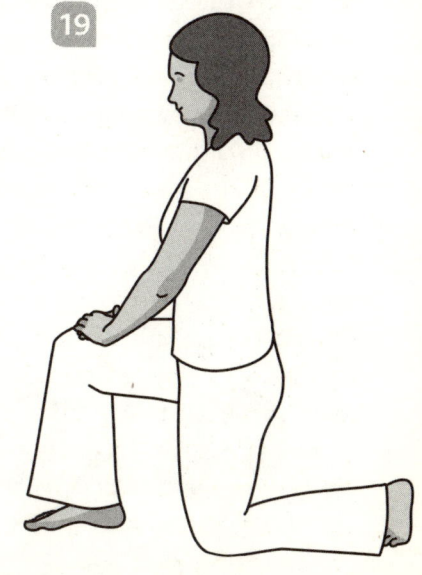

Die Übungen werden in Rückenlage durchgeführt, anschließend sollten Sie gekonnt aufstehen: Drehen Sie sich von der Rücken- in die Seitenlage, stützen Sie sich mit den Armen ab und stellen Sie sich auf die Knie. Nehmen Sie dann ein Bein nach vorne und stützen sich beim Aufstehen mit den Händen auf dem Knie ab (Abb. 19).

1) Legen Sie in Rückenlage die Arme leicht abgespreizt neben den Körper. Spannen Sie nun die Bauchmuskeln an und drücken Sie mit einer langsamen Ausatmung Kreuzbein und Lendenwirbelsäule ein wenig gegen den Boden. Lösen Sie die Spannung, während Sie wieder einatmen. Führen Sie diese Übung etwa 12-mal in einem ruhigen Atemrhythmus durch, bei gutem Trainingszustand bis zu eine Minute lang. Achten Sie auf Ihr Körpergefühl und üben Sie ohne Verkrampfung oder übermäßige Anstrengung. Schultern und Arme bleiben entspannt.
2) Zur Intensivierung der zuvor beschriebenen Übung ziehen Sie das Kinn, ohne den Kopf zu heben, ein wenig in Richtung Brust und drücken gleichzeitig mit dem unteren Rücken auch die Arme gegen den Boden. Mit der Einatmung die Spannung wieder lösen. Im fließenden langsamen Atemrhythmus die Übung 12-mal durchführen.
3) Für eine weitere Intensivierung beugen Sie mit der Ausatmung ein Bein in Richtung Brust, spannen gleichzeitig die Bauchmuskeln an, drücken den unteren Rücken gegen den Boden und heben den Kopf in Richtung Knie an. Mit der Einatmung die Spannung wieder lösen und Kopf und Bein zurücklegen. Diese Übung am besten in der Entlastungslagerung durchführen (z. B. die Beine auf einem Hocker, s. S. 157). 12-mal im fließenden Atemrhythmus üben (Abb. 20).

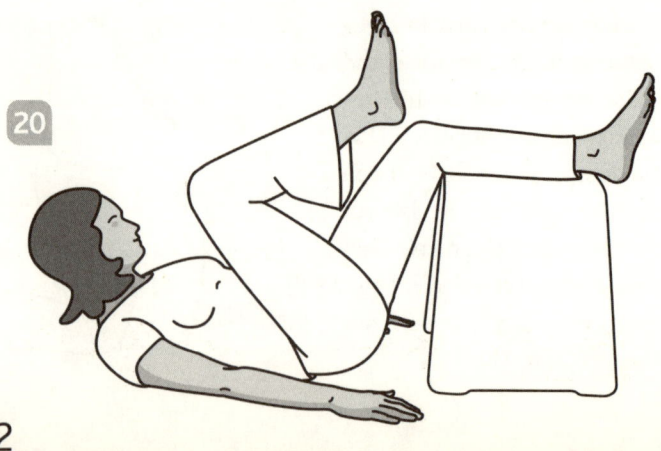

4) In der Entlastungslagerung die Bauchmuskeln anspannen und den unteren Rücken gegen den Boden drücken. Nun mit einer Einatmung Kopf und Oberkörper so weit hochrollen, wie Ihnen dies schmerzfrei möglich ist. Gut wäre es, mit den Händen die Knie zu erreichen. Mit der nächsten Ausatmung langsam wieder zurückrollen und die Spannung lösen. Die Übung 8–12-mal achtsam und vorsichtig durchführen, im Rhythmus der Ein- und Ausatmung.

5) Aus der gleichen Lage die Bauchmuskeln anspannen und den unteren Rücken gegen den Boden drücken. Nun beide Arme zur Decke strecken (Handflächen aufeinander zuweisend) und dann ganz langsam bis auf Schulterhöhe seitlich absenken und einige Sekunden die zur Seite gestreckten Arme knapp über dem Boden halten. Nun die Arme wieder anheben, dann neben dem Körper ablegen und die Spannung lösen. Führen Sie diese Übung 8–12-mal durch. Achten Sie darauf, den unteren Rücken gegen den Boden zu drücken, und atmen Sie während der Übung ruhig und gleichmäßig weiter.

6) Die folgende Übung nur durchführen, wenn Sie keine Schmerzen im unteren Rücken haben! Sie liegen in Rückenlage, die Beine sind gebeugt, die Füße am Boden. Die Arme liegen mit den Handflächen nach unten leicht abgespreizt neben dem Körper. Spannen Sie die Bauch- und Gesäßmuskeln an und drücken Sie den unteren Rückenbereich und das Kreuzbein fest in den Boden. Auch Unterarme und Ellbogen in Richtung Boden drücken und nun das Becken leicht anheben. Die Spannung einige Sekunden halten, dann das Becken zurücklegen und die Spannung lösen. 8–12-mal wiederholen (Abb. 21).

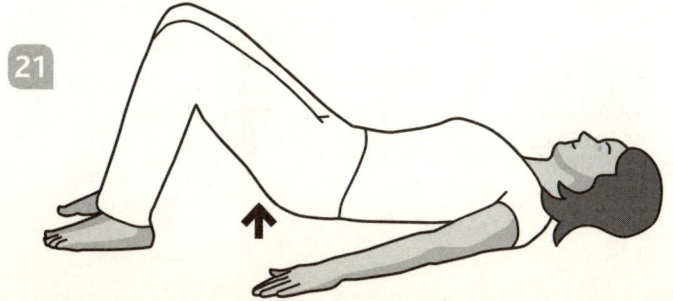
21

7) Die folgende Übung baut auf der vorherigen auf. Aus der gleichen Lage heraus spannen Sie wieder Bauch und Gesäß an und drücken den unteren Rücken und die Ellbogen gegen den Boden. Nun das Becken wieder leicht anheben und ein Bein nach vorne strecken (nicht nach oben!). Die Spannung einige Sekunden halten, dann das Bein zurückstellen und das Becken zurücklegen. Mit jeder Seite 3–5-mal üben.

8) Aus der gleichen Lage heraus senken Sie die aufgestellten Beine langsam und vorsichtig ein wenig auf die linke, dann auf die rechte Seite ab. Die Schultern bleiben am Boden. Mit etwas Übung sollte es möglich sein, die Beine bis zum Boden abzusenken (nur bei Schmerzfreiheit!). Die Übung nach Gefühl einige Male wiederholen.

9) Drücken Sie aus dem Vierfüßlerstand heraus Hände und Knie in Richtung Boden und ziehen Sie gleichzeitig die Hände gegen die Knie. Spannen Sie dabei die Bauchmuskeln ein wenig an. Halten Sie die Spannung für etwa 8 Sekunden, dann ebenso lange entspannen. Ruhig und gleichmäßig atmen und die Übung 3–5-mal durchführen. Sie können den Schwierigkeitsgrad erhöhen, indem Sie die Hände etwas weiter nach vorne und die Knie etwas weiter nach hinten stellen (Abb. 22).

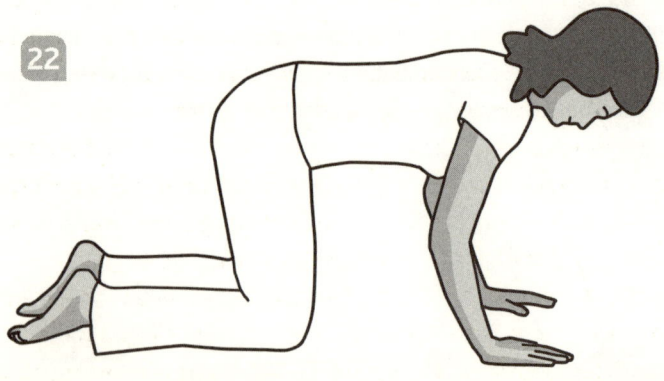

Isometrisches Übungsprogramm zur Muskelkräftigung

Isometrische Übungen sind oft auch bei schon bestehenden Beschwerden gut geeignet, Muskulatur aufzubauen, ohne Gefahr zu laufen, dass sich die Schmerzen durch übermäßige oder falsche Bewegungen verschlimmern. Bei isometrischen Anspannungen antwortet man auf einen Druck mit einer gleich großen Gegenkraft, sodass es zu keiner Bewegung kommt. Üben Sie aber nur so viel Druck aus, wie Sie gut vertragen, und pressen und verkrampfen Sie nicht während der Anspannungsphase. Lassen Sie nach etwa 8 Sekunden bewusst locker und entspannen Sie sich genauso lang. Wiederholen Sie die Übungen 2–3-mal, überanstrengen Sie sich nicht und hören Sie auf, sobald Schmerzen auftreten! Atmen Sie während der Übungen ruhig und gleichmäßig weiter. Nach einigen Wochen Training und bei Schmerzfreiheit können Sie sie auch 4–5-mal wiederholen. Für einen spürbaren Trainingseffekt müssen die Übungen täglich 1–2-mal durchgeführt werden mit einem wöchentlichen Pausentag. Kombinieren Sie sie mit den Lockerungsübungen in Teil drei dieses Programms und je nach Bedarf auch mit Übungen aus anderen Programmen.

1. **Hals- und Nackenmuskeln kräftigen** (ca. 7–8 Minuten)
- Setzen Sie sich auf einen Stuhl oder Hocker, die Beine im rechten Winkel, die Füße stehen fest auf dem Boden. Spannen Sie die Bauch- und Gesäßmuskeln leicht an, um ein Hohlkreuz zu vermeiden, und halten Sie den Rücken entspannt und lang. Der Nacken ist lang gestreckt, wodurch das Kinn ein wenig nach unten geneigt ist.
- Die Hände in der Hinterkopfwölbung verschränken und 8 Sekunden lang etwas Druck nach vorne geben, der vom Kopf mit gleicher Kraft nach hinten erwidert wird. Anschließend entspannen. 2-mal 8 Sekunden lang durchführen mit 8 Sekunden Pause dazwischen.
- Nun die Hände an die Stirn legen und 8 Sekunden lang gleich starken Druck mit der Stirn nach vorne und den Händen nach hinten ausüben, sodass in der Nackenmuskulatur Spannung entsteht.

8 Sekunden entspannen, 2-mal durchführen.
- Mit der rechten Hand den Hockerrand fassen, Kopf und Rücken bleiben gerade. Nun mit der linken Hand 8 Sekunden lang Druck oberhalb des linken Ohres ausüben, den der Kopf erwidert. Spüren Sie, wie sich Hals- und Schultermuskeln der Gegenseite leicht anspannen, ohne dass Sie sich bewegen. 8 Sekunden entspannen und dasselbe zur anderen Seite hin durchführen.
- Eine Faust machen, wobei der Daumen den Zeigefinger umschließt, die andere Hand unterstützt. Die Faust unter das Kinn bringen und mit dem Kopf 3-mal 8 Sekunden auf die Faust drücken, zwischendurch entspannen. Nacken-, Hals-, Arm- und Brustmuskulatur anspannen, den Kopf gerade halten (Abb. 23).
- Anschließend mit der linken Hand 8 Sekunden lang Druck gegen die linke Wange ausüben, die rechte Hand drückt gleichzeitig gegen die rechte Hinterkopfpartie, entspannen. Dasselbe umgekehrt, je 2-mal. Vermieden werden soll eine Drehung des Kopfes nach links.
- Zur Dehnung der Hals- und Nackenmuskeln schieben Sie zunächst den Scheitel des Kopfes nach oben, neigen den Kopf ein wenig zur linken Seite und drücken gleichzeitig die rechte Schulter nach unten. Verstärken können Sie die Dehnung, indem Sie mit der linken Hand über den Kopf auf die rechte Kopfseite fassen und den Kopf behutsam nach links ziehen. 2-mal etwa 8 Sekunden in jede Richtung dehnen, nicht bei Beschwerden im Bereich der Halswirbelsäule.
- Jetzt die Hände auf den Kopf legen und die Ellbogen weit auseinanderziehen. Gegen den leichten Druck der Hände auf den Kopf die Wirbelsäule vom Becken her strecken. Die Füße drücken gleichzeitig gegen den Boden, der Kopf bleibt gerade. Kein Hohlkreuz machen und die Schultern nicht hochziehen. Diese Übung zur Haltungsverbesserung 2–3-mal durchführen.
- Zum Abschluss sehr langsam den Kopf einmal nach vorne, hinten, nach links und rechts neigen und nach links und rechts drehen und mit den Schultern je 8-mal weich vorwärts und rückwärts kreisen.

2. Rumpf- und Rückenmuskeln kräftigen (ca. 6 Minuten)

- Im Sitzen mit aufrechtem Oberkörper die Oberschenkel nahe den Knien mit den Händen umfassen. Mit gestreckten Armen Druck auf die Knie ausüben und dabei Arm-, Schulter-, Brust-, Bauch- und Rückenmuskulatur 3-mal 8 Sekunden anspannen, zwischendurch entspannen.
- Im Sitzen oder Stehen die Handflächen vor der Brust aneinanderlegen, die Ellbogen und Unterarme waagrecht unter der Brust halten und 8 Sekunden lang die Handflächen fest gegeneinanderdrücken. Arm-, Brust-, Bauch- und mittlere Rückenmuskulatur anspannen. 3-mal durchführen, zwischendurch 8 Sekunden locker lassen.
- Im schulterbreiten Stand die Hände von hinten gegen die Hüften stemmen und Arm-, Bauch-, Gesäß- und Rückenmuskulatur 8 Sekunden lang anspannen, dann 8 Sekunden locker lassen. Den Oberkörper gerade lassen! 3-mal durchführen (Abb. 24).

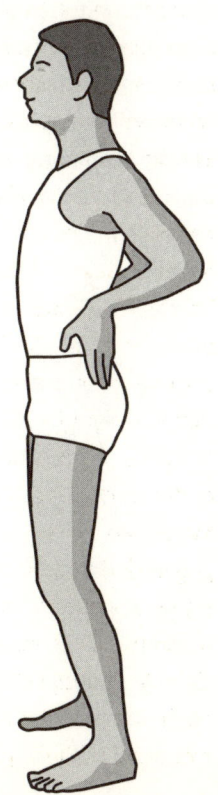

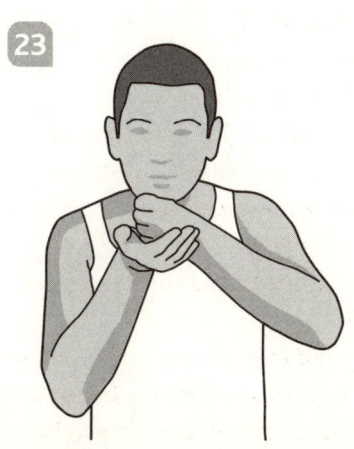

- Im schulterbreiten Stand mit leicht gespreizten Beinen die Knie und den Oberkörper aus der Hüfte so weit beugen, dass die Hände bis zu den Knieseiten gelangen. 3-mal 8 Sekunden lang die Knie nach außen und die Hände nach innen drücken und die Spannung in Arm-, Bein-, Schulter-, Brust-, Bauch- und unterer Rückenmuskulatur spüren. Hals und Nacken locker lassen (Abb. 25).
- Im Stehen eine Flasche oder ein Buch fest mit den verschränkten Händen umfassen. Den Gegenstand in Schulterhöhe halten und mit ausgestreckten Armen 3-mal 8 Sekunden lang zusammendrücken, Die Spannung in Arm-, Schulter-, Brust-, Bauch- und oberer und mittlerer Rückenmuskulatur spüren (Abb. 26).
- Zuletzt im Stehen ein Buch nehmen, beide Arme nach hinten strecken und das Buch beidhändig an den Seiten greifen. Die gestreckten Arme so hoch wie möglich heben und Bauch-, Schulter- und Rückenmuskulatur anspannen. Kopf und Oberkörper bleiben gerade. Die Spannung maximal 8 Sekunden halten, dann entspannen und die Übung 2–3-mal wiederholen (Abb. 27).

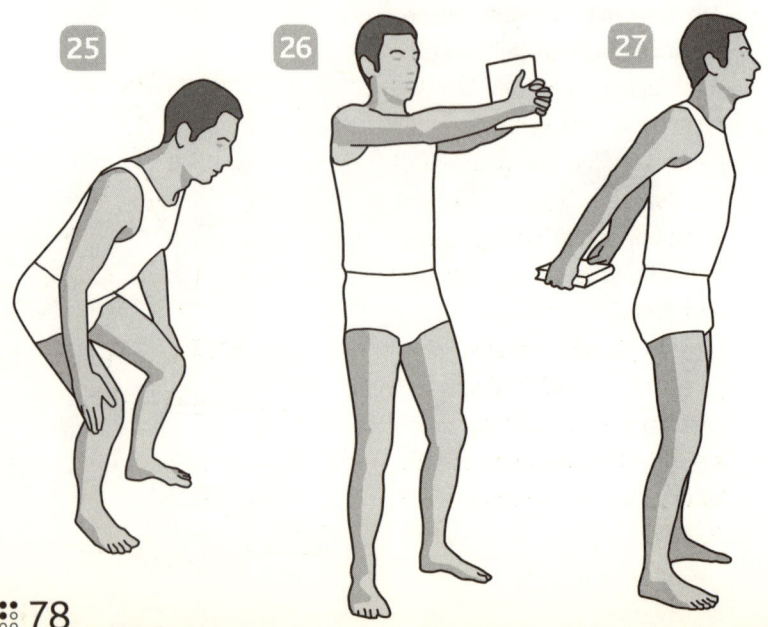

3. Lockerung der Muskulatur zum Abschluss der isometrischen Übungen (ca. 4 Minuten)

Wenn Sie feststellen, dass Sie sich zu sehr angespannt haben, können Sie die folgenden Übungen auch zwischen den isometrischen Übungen ausführen.

- Setzen Sie sich mit geradem Rücken auf einen Hocker. Nun die Schultern kräftig bis zu den Ohren hoch ziehen, die Spannung einige Sekunden halten, dann locker fallen lassen, 5-mal.
- Jetzt die Schultern vorziehen, dabei die Daumen nach innen und hinten drehen, dann die Schultern nach hinten ziehen und die Daumen zugleich nach außen drehen, 3–5-mal.
- Anschließend die Arme je 10-mal weich vor- und rückwärts schwingen, anschließend 10-mal seitlich hochnehmen und wieder fallen lassen (Abb. 28).
- Im Sitzen oder Stehen mit beiden gestreckten Armen 10-mal langsam nach vorne, im Anschluss daran nach hinten kreisen, entweder gleichzeitig oder rechts und links abwechselnd.
- Abschließend im schulterbreiten Stand je 8-mal langsam mit Hüfte und Becken in beide Richtungen kreisen, dann mit den Knien kreisen (die Hände zur Stabilisierung auf die Knie legen, die Beine sind geschlossen, die Knie leicht gebeugt) und schließlich mit den Füßen (jeweils ein Bein anheben) einige Male nach rechts, dann nach links kreisen. Zuletzt die Beine ausschlenkern (ausführliche Anleitung für die Kreisungen s. S. 104 ff.).

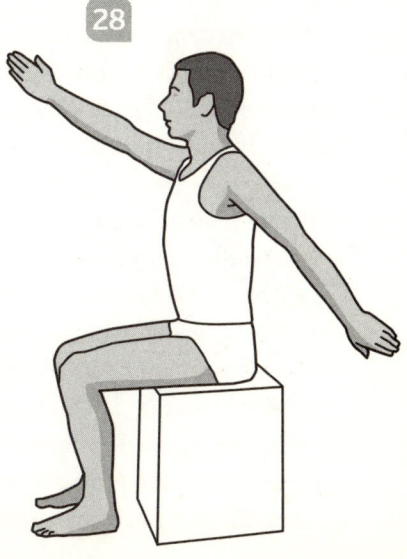

❸ Programm II (ca. 18–20 Minuten)

Viele Übungen des zweiten Programms eignen sich auch zur Kräftigung und Dehnung bei noch bestehenden Rückenbeschwerden. Im Zweifelsfall sollten Sie dies mit einer Fachkraft (Arzt, Heilpraktiker, Physiotherapeut) abklären. Treten Schmerzen auf, ist die jeweilige Übung sofort abzubrechen!

Für einen gelenkschonenden Muskelaufbau sollten Sie Programm II mit den isometrischen Übungen aus Programm I kombinieren. Die Übungen sind in Gruppen zusammengefasst, sodass Sie, wenn Ihr Trainingszustand besser wird, auch anspruchsvollere Übungen aus anderen Programmen integrieren und sich auf diese Weise Ihr individuelles Programm zusammenstellen können.

5 Minuten Warm-up

Vor Dehnungsübungen, sportlichen Betätigungen, aber auch einem leichteren Gymnastikprogramm sollten Sie mit einem kurzen Warm-up dafür sorgen, dass die Muskulatur gut durchblutet und der Stoffwechsel angeregt wird. Der Effekt gymnastischer Übungen wird dadurch wesentlich gesteigert. Vor anspruchsvolleren sportlichen Aktivitäten sollten auch Bänder und Sehnen durch Dehnübungen vorbereitet werden, sodass Sie Sport wirklich rückenschonend betreiben können.

1) Stehen Sie aufrecht, Füße etwa schulterbreit, und strecken und räkeln Sie sich mit den Armen ausgiebig nach oben. Greifen Sie mit Ihren Händen nach oben, als ob Sie Äpfel von einem Baum pflücken wollen, den Sie gerade noch erreichen. Greifen Sie immer abwechselnd mit der linken und mit der rechten Hand nach oben. Überfordern Sie sich nicht, es dürfen keine Schmerzen auftreten!
2) Nehmen Sie den schulterbreiten Stand ein, atmen Sie ein und spannen Sie die Muskulatur von Armen, Rücken, Gesäß und Beinen an, wenn es geht auch die Bauchmuskeln, und strecken Sie

mit angespanntem Körper weiter einatmend die gestreckten Arme mit geballten Fäusten nach oben. Atmen Sie aus, halten Sie aber die Körperspannung und lassen Sie mit dem Ende der Ausatmung die Arme wieder sinken. Jetzt ganz entspannen und einmal tief ein- und ausatmen. Die Übung 2-mal wiederholen. Wichtig ist es, langsam auszuatmen und die Muskeln anzuspannen, ohne zu verkrampfen.

3) Stehen Sie im schulterbreiten Stand und rollen Sie 20-mal von den Zehenspitzen auf die Fersen und wieder zurück. Die Arme schwingen nach vorn, wenn Sie sich auf die Zehen stellen, und nach hinten, wenn Sie das Gewicht auf die Fersen verlagern. Der Oberkörper bleibt dabei möglichst aufrecht im Lot.
4) Schwingen Sie im schulterbreiten Stand 20-mal die Arme im Wechsel nach vorn und nach hinten und federn Sie dabei immer weich in den Knien mit.
5) Heben Sie 20-mal abwechselnd die Knie auf Hüfthöhe, strecken Sie den Arm derselben Seite nach oben, die Hand des anderen Armes legen Sie gleichzeitig auf das erhobene Knie.
6) Laufen Sie etwa 2 Minuten lang sehr weich und locker auf der Stelle, langsam beginnen und ganz allmählich schneller werden, so wie Sie es vertragen.
7) Schütteln Sie zum Schluss weich Arme und Beine aus.

TIPP Wenn Ihnen einige dieser Übungen Schmerzen bereiten, können Sie auch ein milderes Warm-up durchführen, indem Sie einige Minuten lang auf der Stelle gehen. Schwingen Sie dabei kräftig die Arme mit: Wenn Sie den linken Fuß aufsetzen, den rechten Arm nach vorne und den linken nach hinten schwingen – und umgekehrt. Je kräftiger Sie die Arme schwingen und die Knie bei jedem Schritt nach oben bewegen, desto effektiver ist die Aufwärmung.

1) Energietore öffnen – Vorbereitende Übung zur Anregung des Energieflusses (Qi) im Körper:

Stellen Sie sich in den schulterbreiten Stand. Rücken und Kopf sind gerade, das Kinn ein klein wenig zur Brust geneigt, die Knie leicht gebeugt, die Arme hängen entspannt neben dem Körper herab. Atmen Sie tief durch die Nase in den Bauch ein und heben Sie gleichzeitig ganz langsam im Einklang mit der Atmung die Arme seitlich neben dem Körper ein wenig an, bis sie etwa einen Winkel von 45° mit den Körperseiten bilden. Hände und Handgelenk bleiben während der Übung entspannt, die Handflächen weisen in Richtung Körper. Atmen Sie durch die Nase aus und lassen Sie die Arme ebenso langsam wieder sinken, bis sie sich entspannt wieder neben dem Körper befinden. Strecken Sie die Knie etwas, wenn Sie einatmen, und beugen Sie sie, wenn Sie ausatmen. Atmen Sie tief, ruhig und gleichmäßig und achten Sie auf fließende, weiche Bewegungen. Lassen Sie zu, dass sich die Ein- und Ausatmungsspanne während der Übung ganz allmählich verlängert. Lenken Sie Ihre Aufmerksamkeit auf einen Punkt, der sich in der Mitte des Körperinneren zwischen Bauchwand und Rücken einige Zentimeter unterhalb des Bauchnabels befindet. Versuchen Sie, mit Ihrer Aufmerksamkeit während der Übung dort zu verweilen. Wenn sich der Punkt etwas vergrößert, lassen Sie dies geschehen, Sie sammeln dort Qi (Energie) an. Führen Sie diese Übung mindestens 20 Atemzüge lang durch.

Diese einfache Übung aus der asiatischen Medizin (Qi Gong) eignet sich auch sehr gut für eine kurze Entspannung und Sammlung während des Tages. Nehmen Sie sich dann 5–10 Minuten Zeit dafür.

2) Lockerung der Schulterpartie:

Die Beine stehen mit gebeugten Knien schulterbreit auseinander. Beim Einatmen den rechten Arm mit nach oben gestreckten Fingern langsam heben und den linken nach unten drücken, als ob Sie mit der nach unten gerichteten Handfläche etwas wegdrücken. Die Finger dabei nach vorne richten. Nach der Einatmung 2–3 Sekunden die Luft anhalten.

Beim Armwechsel ausatmen und die Hände entspannen. Ab etwa halber Strecke wieder mit dem Einatmen beginnen und die Übung auf der anderen Seite durchführen, jeweils 3–5-mal. Achten Sie auf fließende, langsame Bewegungen. Das entgegengesetzte Ausstrecken und Dehnen lockert die Schulterpartie und hat auch einen guten Effekt auf die Verdauung und die Milz.

3) Lockerung von Nacken und Schultermuskulatur:

- Im Sitzen oder Stehen den Kopf abwechselnd sehr langsam und weich je 3-mal nach vorn und hinten beugen, dann sanft nach links und rechts drehen und nach links und rechts neigen. Anschließend schulterbreit stehen, die Arme hängen locker herab. Nun die gestreckten Arme 8-mal nach vorne kreisen lassen und die Kreise dabei immer größer werden lassen, dann dasselbe nach hinten.
- Mit geradem Rücken sitzen oder stehen und die Daumenspitzen an die Achselhöhle legen. Die Arme dabei angewinkelt zur Seite halten und mit den Ellbogen langsam möglichst große Kreise beschreiben. Je 8-mal vorwärts und rückwärts. Zum Abschluss die Arme fallen lassen und »ausschlenkern«.

4) Dehnung der oberen und mittleren Rückenmuskulatur im Sitzen:

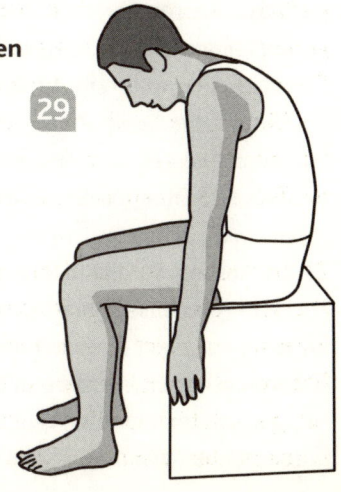

- Setzen Sie sich mit geradem Rücken auf einen Hocker, die Oberschenkel waagrecht nach vorn, die Unterschenkel im rechten Winkel zum Boden. Nun nach unten blicken und dabei im Sitzen den Rücken rund machen (Katzbuckel) und die Arme hängen lassen (Abb. 29). Wieder aufrichten, 5-mal durchführen.

- Bleiben Sie in dieser Sitzstellung und achten Sie darauf, dass der Rücken gerade bleibt und Sie kein Hohlkreuz entwickeln. Umfassen Sie mit beiden Armen etwa auf Schulterhöhe einen unsichtbaren großen Ball. Beugen Sie dabei Kopf und Oberkörper ein wenig nach vorne. Gestreckt werden soll der Bereich zwischen den Schulterblättern! Halten Sie die Spannung 10 Sekunden, dann in der Ausgangsstellung die Arme hängen lassen und entspannen. Führen Sie diese Übung 3–4-mal durch.
- Gehen Sie im schulterbreiten Stand leicht in die Knie. Senken Sie den Kopf zur Brust und drücken Sie gleichzeitig die Brustwirbelsäule zurück. Bringen Sie dabei die im Ellbogen angewinkelten Arme nach vorne möglichst zusammen und halten Sie die Katzbuckelspannung für einige Sekunden. Anschließend beugen Sie den Kopf ein wenig zurück, bringen die angewinkelten Arme nach hinten und strecken die Brust nach vorne aus, wenn Ihnen dies ohne Beschwerden möglich ist. Wiederum die Spannung einige Sekunden lang halten und die Übung 2-mal wiederholen.

5) Für eine gerade Körperhaltung:
- Sitzen Sie mit geradem Rücken und Kopf (den Nacken langziehen) auf einem Hocker und spannen Sie die Muskulatur von Bauch, Gesäß und unterem Rücken an. Drücken Sie gleichzeitig mit den Füßen gegen den Boden. Die Spannung 3-mal 8 Sekunden halten, zwischendurch entspannen.
- Im schulterbreiten Stand deutlich die Knie beugen und die Hände mit nach vorne gerichteten Fingerspitzen auf den Kopf legen. Kopf und Rücken gerade halten, die Schultern nach unten und die Ellbogen etwas auseinanderziehen. Bauch- und Gesäßmuskeln anspannen und gegen den leichten Druck der Hände den Kopf weiter nach oben schieben, sodass sich der Rücken aufrichtet. Den Kopf nicht in den Nacken legen und kein Hohlkreuz entwickeln. 3-mal 8 Sekunden die leichte Dehnungsspannung halten, zwischendurch entspannen.

- Rücken und Schultern an eine Wand drücken, die Füße sind etwa 30 Zentimeter davon entfernt, die Knie leicht gebeugt. Die Bein-, Bauch- und Rückenmuskulatur anspannen, die Füße zentimeterweise bis zur Wand zurücknehmen und gleichzeitig den gestreckten Körper an der Wand hinaufschieben. 3–4-mal durchführen (Abb. 30).

6) **Rückenschonende Bauchmuskelübungen** (mit fortschreitender Übungsdauer durch entsprechende Übungen aus Programm III ergänzen):

- Besonders sanfte rücken- und bauchmuskelfördernde Übung: In Rückenlage die Hände hinter den Kopf legen, beide Knie zur Brust ziehen und die Fersen direkt vor dem Gesäß absetzen. Nun die Fersen langsam immer weiter nach vorne schieben und die Bauchmuskeln anspannen, ohne dass sich der Rücken vom Boden abhebt (Abb. 31). 3–5-mal durchführen.

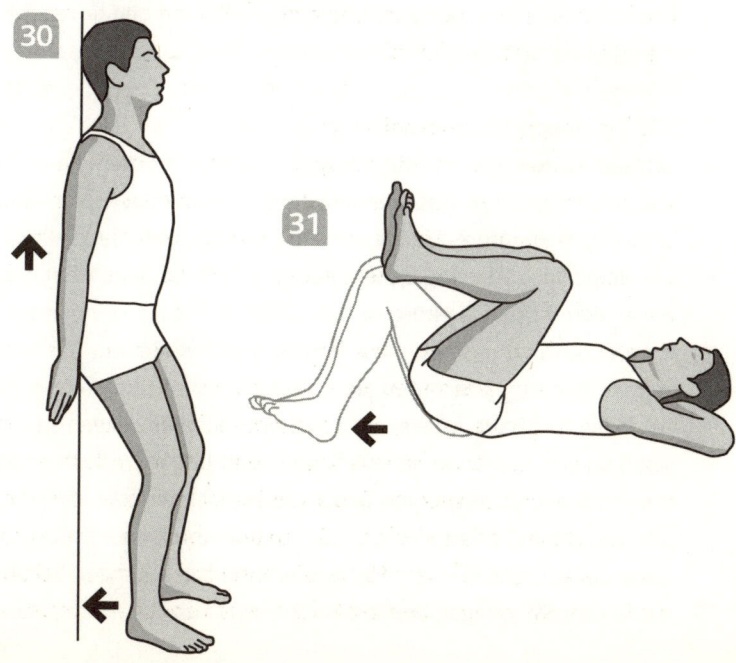

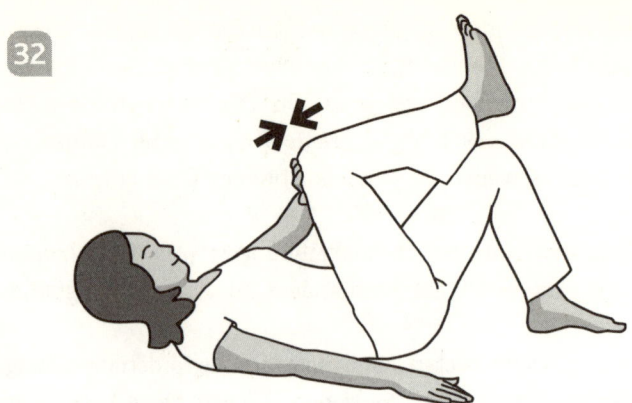

- In Rückenlage die Beine anwinkeln, die Füße befinden sich am Boden, die Arme liegen gestreckt neben dem Körper. Beugen Sie nun das linke Bein in Richtung Bauch, heben Sie leicht den Kopf und legen Sie die rechte Hand oberhalb der Kniescheibe auf den linken Oberschenkel. Versuchen Sie mit der rechten Hand das Bein nach unten hin wegzudrücken und üben Sie mit dem Bein einen Gegendruck aus. Die Spannung der Bauchmuskeln einige Sekunden halten, den unteren Rücken gleichzeitig gegen den Boden drücken, dann Kopf und Bein langsam zurücklegen und einige Sekunden entspannen. Die Seite wechseln und 2–3-mal auf jeder Seite durchführen (Abb. 32).
- Die Beine in Rückenlage ausstrecken, die Arme liegen entspannt neben dem Körper. Ziehen Sie den Fußballen des linken Beins nach oben und drücken Sie mit der Ferse gegen den Boden. Das rechte Bein in Richtung Bauch beugen und mit beiden Händen unterhalb des Knies festhalten. Versuchen Sie nun das Bein gegen den Widerstand der Hände zu strecken. Die Spannung der Bauchmuskeln einige Sekunden halten und den unteren Rücken gegen den Boden drücken. Dann die Spannung lösen, das Bein wieder ausstrecken, die Arme seitlich des Körpers ablegen und einige Sekunden entspannen. 2–3-mal auf jeder Seite durchführen (Abb. 33).

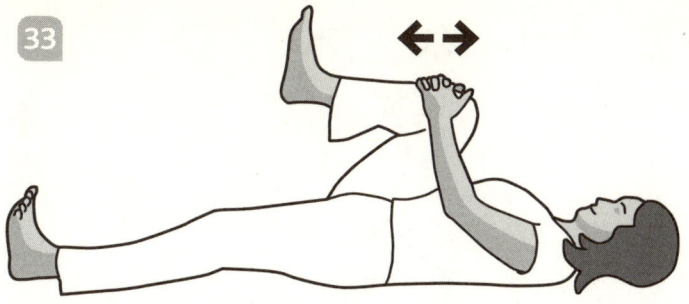

- Klassische, bewährte Bauchmuskelübung: Winkeln Sie in Rückenlage die Beine an, sodass Ober- und Unterschenkel in etwa einen rechten Winkel bilden. Die Füße befinden sich flach auf dem Boden. Die Hände bis auf Kniehöhe anheben und den unteren Rücken auf den Boden drücken. Nun während der Ausatmung langsam Kopf und Schultern hoch rollen, bis die Schultern sich etwas vom Boden abheben (Abb. 34). Der untere Schulterblattwinkel sollte in Kontakt mit dem Boden bleiben. Die Spannung einige Sekunden halten, dabei gleichmäßig weiteratmen und einatmend langsam wieder zurückrollen, die Arme ablegen, zum Schluss den Kopf und entspannen. 3 – 5-mal durchführen. Wenn Sie nur die Fersen aufsetzen, ist diese Übung noch rückenschonender.
- Sie können diese Übung variieren, indem Sie versuchen, beim Aufrollen mit nach oben gestreckten Armen und Handflächen eine imaginäre Wand nach oben zu schieben. Die Spannung etwa 5 Sekunden halten, dann entspannen.

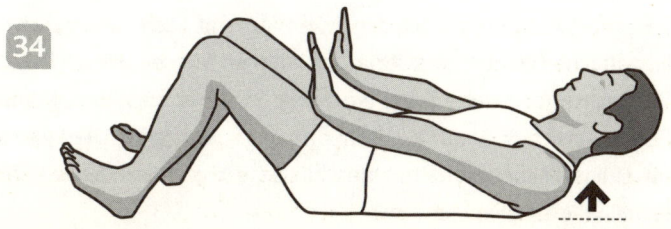

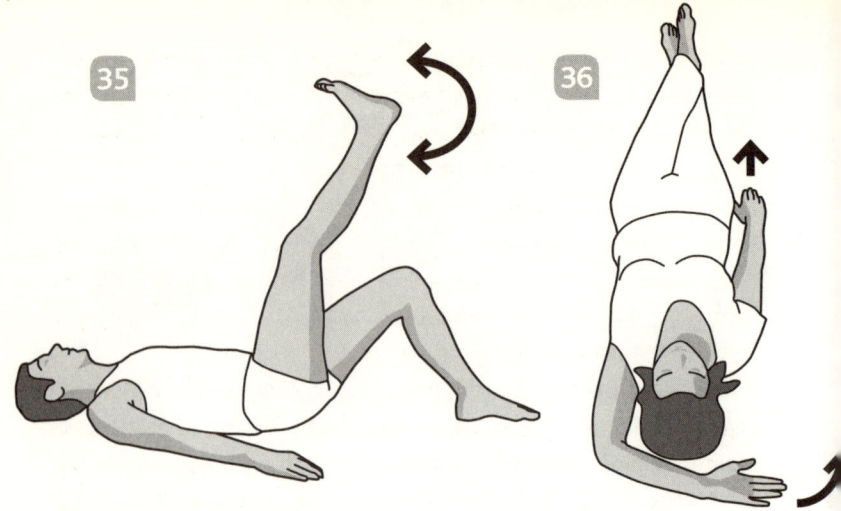

- In der gleichen Lage wie zuvor ein Bein anwinkeln und so weit vom Boden abheben, bis der Oberschenkel im rechten Winkel zum Boden steht. Den unteren Rücken gegen den Boden drücken, das Bein nach oben strecken, ohne das Knie ganz durchzudrücken, und mit dem angehobenen Bein etwa 5-mal Rad fahren. Dabei die Ferse in Richtung Zimmerdecke drücken (Abb. 35). Das Bein sanft ablegen und abwechselnd je 3-mal mit jedem Bein durchführen. Bekommen Sie Schmerzen, die Übung sofort aussetzen.

7) Dehnung und Lockerung der Rückenmuskulatur und Wirbelsäule im Liegen:

- Legen Sie sich auf den Rücken und schlagen Sie das linke Bein über das rechte Bein. Führen Sie den linken Arm mit nach oben gerichteter Handfläche bis über den Kopf und dehnen Sie seitlich nach rechts. Der rechte Arm zieht dabei ein wenig nach rechts unten. Konzentrieren Sie sich aber auf die Dehnung der linken Seite. Die Spannung für einige Sekunden halten, anschließend die andere Seite dehnen. 2-mal wiederholen (Abb. 36).

- Bleiben Sie in Rückenlage, beugen Sie die Knie und setzen Sie nur die Fersen auf dem Boden auf. Mit der rechten Hand auf der Unterlage langsam in Richtung rechtes Knie gleiten, anschließend umgekehrt (Abb. 37). 3-mal auf jede Seite dehnen.
- In Rückenlage mit gebeugten Knien und auf den Boden gestellten Füßen die Knie zuerst einzeln, dann zusammen bis zur Brust ziehen. Der Rücken bleibt dabei flach auf dem Boden liegen. Einige Sekunden lang die Knie angezogen lassen, dann wieder in die Ausgangsstellung zurückkehren (Abb. 38). 3–5-mal durchführen.
- In Rückenlage mit aufgestellten Beinen zunächst beide Knie möglichst hoch an den Bauch ziehen, dann mit einer weichen und sanften Bewegung die Knie nach links und gleichzeitig den Kopf nach rechts wenden und auf dem Boden ablegen, sofern Ihnen dies beschwerdefrei möglich ist (Abb. 39). Kurz in dieser Lage entspannen, anschließend vorsichtig die Seite wechseln. 3–5-mal durchführen. Für eine einfachere Variante dieser Übung zieht man beide Knie an den Bauch, umfasst diese mit den Händen und wiegt auf dem Rücken leicht nach rechts und links, ohne die Knie seitlich abzulegen.

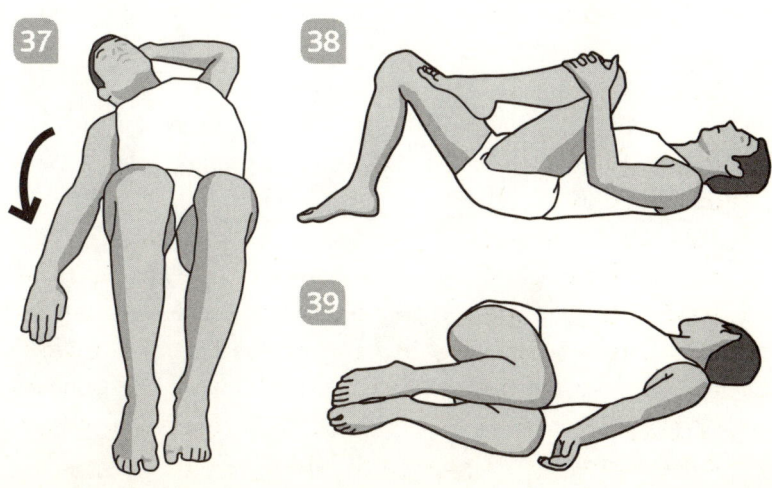

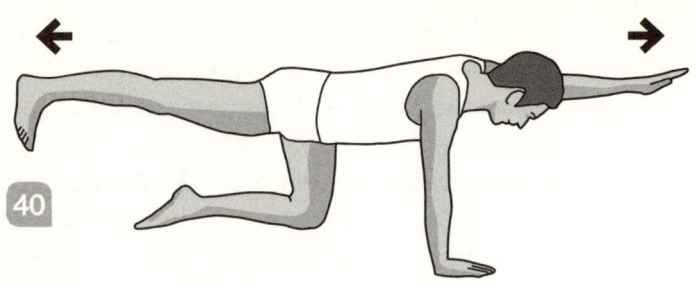

8) Kräftigung der Rückenmuskulatur:

Führen Sie an dieser Stelle zunächst die isometrischen Rückenübungen aus Programm I (S. 75 ff.) durch.

- Im Vierfüßlerstand gleichzeitig den Arm der einen und das Bein der anderen Seite bis zur Waagrechten hochheben. Nach unten auf den Boden schauen und den Nacken in einer Linie mit dem Rücken halten. Den Rücken dabei nicht durchhängen lassen. Nun den Arm nach vorn und das Bein nach hinten strecken, als wollten Sie damit vorne und hinten etwas wegdrücken. Arm, Oberkörper, Gesäß und Bein sollten eine gerade Linie bilden (Abb. 40). Die Spannung 8 Sekunden halten, dann die Seite wechseln, insgesamt je 3-mal.

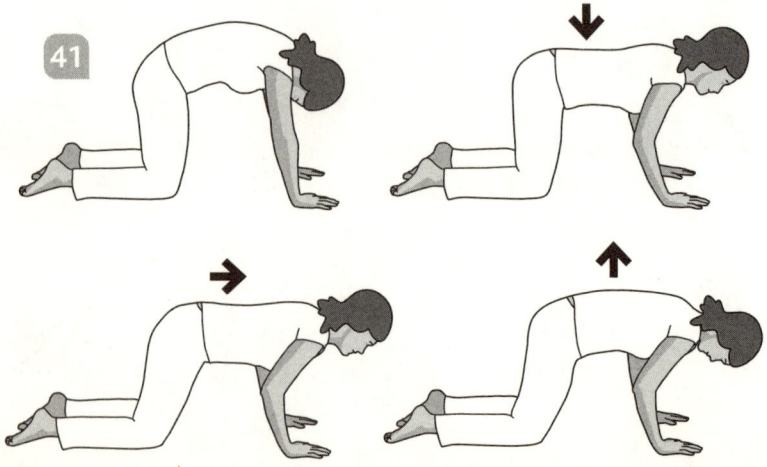

- Machen Sie im Vierfüßlerstand einen Katzbuckel. Die Arme sind gestreckt. Dann den Oberkörper nach vorne unten bewegen und den Rücken dabei gerade machen. Die Arme werden gebeugt. Nun den Oberkörper wieder zurück in die Katzbuckelposition bewegen. Das Gesicht bleibt zum Boden gerichtet. Den Bewegungsablauf langsam und fließend 6–8-mal wiederholen (Abb. 41).

9) Brust- und Schulterdehnung aus dem Kniestand:

- Im Kniestand die Oberschenkel und das Gesäß etwas zurücksinken lassen. Jetzt das Gesäß nach hinten schieben, ohne ins Hohlkreuz zu fallen, und sich langsam mit der Kraft der Oberschenkel aufrichten. Dann die Arme angewinkelt nach oben heben und die Schulterblätter nach hinten und unten zusammenziehen. Die Hände dabei öffnen und die Finger spreizen (Abb. 42). 8 Sekunden lang die Spannung halten, dann langsam wieder zurückkehren. 3–5-mal durchführen.

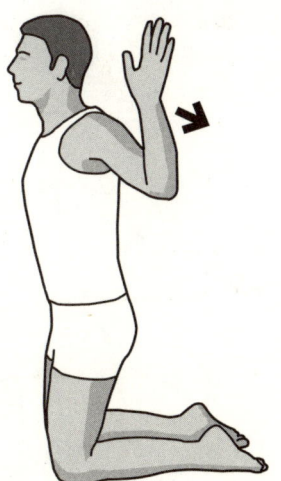

Auszug aus Programm II – ein 10-Minuten-Kurzprogramm:
- Teil (3), beide Übungen
- Teil (4), Übung 3
- Teil (6), Übungen 1–3
- Teil (7), Übung 3
- Teil (8), alle Übungen

4. Programm III (ca. 20–30 Minuten)

Wenn Sie unter Rückenbeschwerden leiden, sollten Sie aus diesem Programm nur diejenigen Übungen auswählen, die Sie auch gut durchführen können, und diese durch Übungen der ersten Programme ergänzen. Mit zunehmender Fitness und Beschwerdefreiheit können Sie Ihr eigenes individuelles Programm aus allen Programmen zusammenstellen. Wärmen Sie sich als Vorbereitung für dieses Programm auf, wie es auf S. 80 f. beschrieben wird.

1) Lockerung der Nacken-, Schulter- und Rückenmuskeln, Dehnung der Wirbelsäule:

- Lockerung des Schultergürtels: Setzen Sie sich mit geradem Rücken auf einen Hocker, die Knie sind hüftbreit auseinander, die Arme hängen entspannt herab. Richten Sie den Oberkörper auf, indem Sie das Brustbein etwas nach vorne und oben schieben, ohne ein Hohlkreuz zu machen. Dann die Hände mit angewinkelten Ellbogen bis auf Schulterhöhe heben, die Ellbogen ein wenig nach hinten unten ziehen und die Schulterblätter etwas zusammendrücken (Abb. 43). Die Spannung 8 Sekunden lang halten. Beim Entspannen die Arme nach unten sinken lassen und aufrecht sitzen bleiben. 3-mal durchführen.

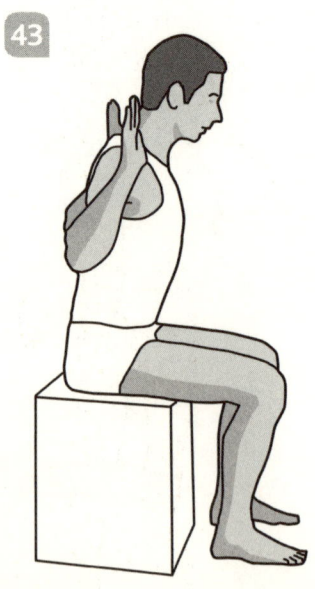

- Lockerung der Schulter: Im schulterbreiten Stand den linken Arm anwinkeln und mit der Handfläche hinten die obere Brustwirbelsäule berühren. Den rechten Arm über dem Kopf anwinkeln und mit der Hand sanft gegen den linken Ellenbogen nach unten drücken, sodass die Hand am Rücken weiter hinabgleitet (Abb. 44). Die Spannung einige Sekunden halten, dann entspannen. Jede Seite abwechselnd 2–3-mal dehnen.
- Wirbelsäulenrotation: Stehen Sie aufrecht im schulterbreiten Stand mit leicht gebeugten Knien und umfassen Sie den Hinterkopf mit der rechten Hand, die allerdings keinen Druck ausübt. Kopf und Oberkörper langsam nach links drehen, wobei der Kopf leicht nach unten geneigt ist, sodass Sie die Fersen sehen können. Den linken Arm gleichzeitig weich und locker nach links baumeln lassen (Abb. 45). Einige Sekunden dehnen, dann in die Ausgangsstellung zurückkehren und die Seite wechseln. 3–4-mal dehnen.

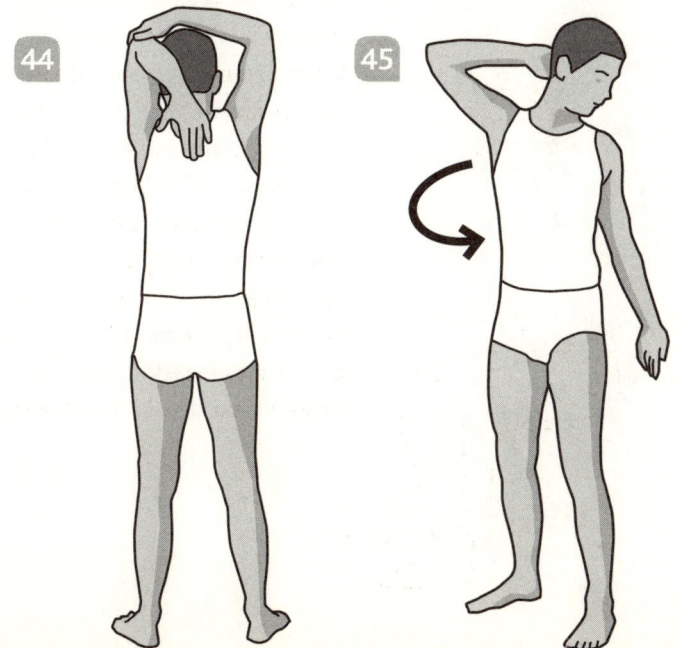

- Wirbelsäulenseitdehnung: Stehen Sie schulterbreit, die Füße können etwas nach außen weisen, die Arme hängen entspannt neben dem Körper herab. Heben Sie den linken Arm seitlich bis zur Waagrechten hoch und strecken Sie ihn zur Seite, sodass Oberkörper und Kopf zur linken Seite hin folgen und auf der rechten Seite eine Dehnungsspannung entsteht. Kopf und Halswirbelsäule nicht zusätzlich beugen. Die Spannung einige Sekunden halten, in die Ausgangsstellung zurückkehren und anschließend umgekehrt dehnen, jede Seite 2–3-mal.

2) Training von Haltung, Gesäß- und Oberschenkelmuskulatur:

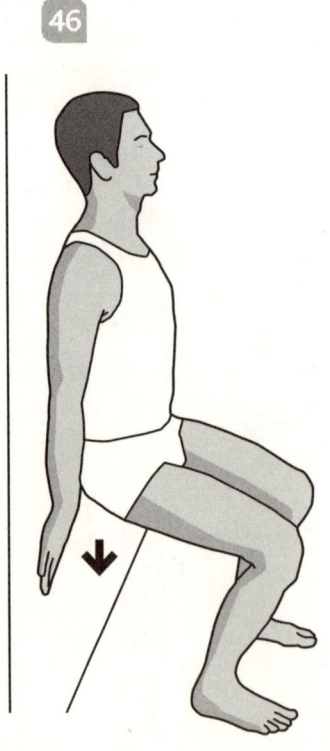

Lehnen Sie sich mit dem Rücken gegen eine Wand oder einen breiten Türrahmen. Den Rücken an die Wand drücken und die Arme entweder hängen lassen oder seitlich flach auf die Wand legen. Die Füße stehen etwa 30 Zentimeter von der Wand entfernt fest auf dem Boden. Jetzt an der Wand entlang nach unten langsam in die Kniebeuge gleiten, bis die Oberschenkel fast waagrecht stehen und sich dann wieder sehr langsam hochschieben (Abb. 46). Der Rücken bleibt an der Wand, die Kraft kommt aus den Oberschenkeln. Gehen Sie anfangs nicht zu tief in die Kniebeuge. 5-mal durchführen.

3) Kräftigung der Bauchmuskeln:

- Beginnen Sie mit der vierten Bauchmuskelübung aus Programm II, steigern Sie die Anzahl der Wiederholungen kontinuierlich auf täglich mindestens 10. Suchen Sie sich zusätzlich aus den folgenden Übungen weitere aus, sodass Sie Ihre Trainingsintensität allmählich steigern. Wichtig ist bei allen Übungen, die Bauchmuskelspannung bis zum Ablegen des Körpers beizubehalten!
- Aus der gleichen Lage wie zuvor (Rückenlage, Lendenwirbelsäule flach auf dem Boden, Beine rechtwinklig aufgestellt, Arme seitlich neben dem Körper) die Beine so anheben, dass sich die Unterschenkel parallel zum Boden befinden. Jetzt den Oberkörper mit parallel zum Boden nach vorne gestreckten Armen ganz allmählich so weit nach oben rollen, dass der untere Rücken noch Bodenkontakt hat (Abb. 47). Stellen Sie sich beim Nach-oben-Rollen vor, dass Sie mit den Händen einen schweren Gegenstand wegschieben, und rollen Sie sich mit der Kraft Ihrer Bauchmuskeln nach oben. Dabei langsam ausatmen. Die Spannung für einige Sekunden halten und gleichmäßig weiteratmen. Schließlich einatmend zurückrollen. 3–5-mal durchführen, später 10-mal. Eine etwas leichtere Variante dieser Übung ist es, die Knie und Unterschenkel näher zur Brust zu ziehen. Für eine schwerere Variante für Fortgeschrittene halten Sie die Hände neben den Kopf, während Sie nach oben rollen.

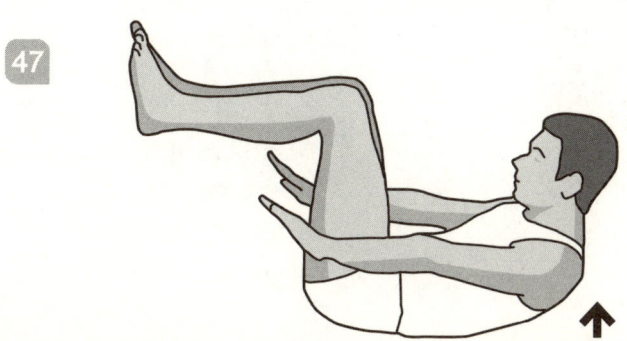

47

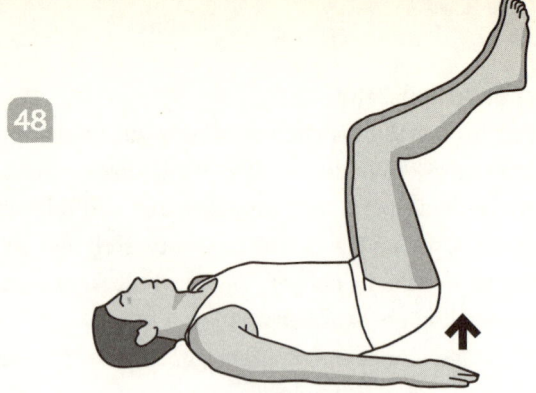

- In Rückenlage den Hüft- und Kniewinkel wie zuvor bei ca. 90° fixieren. Atmen Sie langsam aus und heben Sie dabei mit der Kraft der Muskeln von Bauch, Gesäß und unterem Rücken das Becken leicht an (Abb. 48). Die Spannung einige Sekunden halten und langsam wieder absenken. 3–5-mal durchführen. Mit zunehmendem Fitnessgrad können Sie das Becken auch weiter abheben.
- Die schrägen Bauchmuskeln haben eine große Bedeutung für die Stabilisierung des Rumpfes. Sie werden durch Rotationsübungen gekräftigt: Führen Sie in Rückenlage mit aufgestellten Fersen die gestreckten Arme abwechselnd nach rechts und nach links. Rollen Sie sich mit der Kraft der Bauchmuskeln hoch, die Schultern dabei möglichst von der Unterlage abheben (Abb. 49). Die Spannung jeweils für einige Sekunden halten. Zunächst 5-mal, später mindestens 10-mal durchführen.

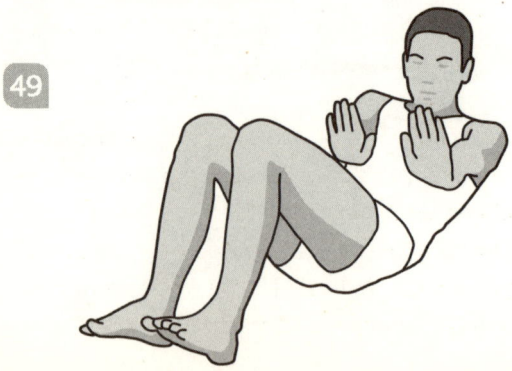

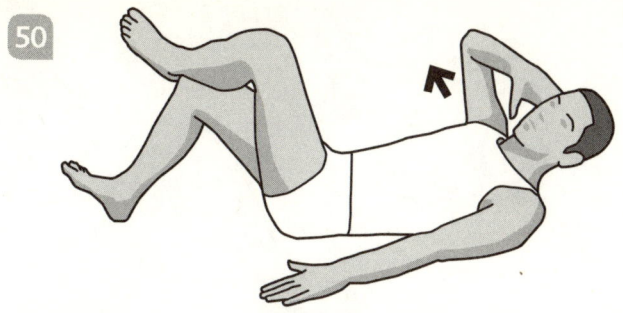

- Fixieren Sie wieder in Rückenlage den Hüft- und Kniewinkel bei etwa 90°. Legen Sie die linke Hand an den Kopf, den rechten Arm flach auf den Boden. Die linke Schulter aus der Kraft der Bauchmuskeln langsam und ohne Schwung hochziehen und dabei ausatmen (Abb. 50). Die Spannung einige Sekunden halten, dann langsam wieder zurückrollen. Rollen Sie nur so weit nach oben, bis das Schulterblatt angehoben ist. Die Seite wechseln und anfangs 5-mal, später 10-mal auf jeder Seite aufrollen. Haben Sie Beschwerden im Nackenbereich, legen Sie die Hand in den Nacken. Sie sollte nur das Kopfgewicht tragen, ohne den Kopf nach vorne oder zur Seite zu ziehen. Zur Intensivierung legen Sie den Fuß, dessen Seite am Boden bleibt, auf das Knie des aufgestützten Beins.
- Legen Sie sich auf die linke Seite, die Beine liegen übereinander, der rechte Fuß berührt kurz vor dem linken den Boden. Der Kopf liegt auf dem nach oben gestreckten linken Arm, der rechte Arm ist vor der Brust aufgestützt und stabilisiert das Gleichgewicht. Heben Sie nun Arm und Oberkörper unter Zuhilfenahme des aufgestützten Arms leicht an und halten Sie die Spannung einige Sekunden. Entspannen Sie wieder und wiederholen Sie die Übung 3–5-mal, später 10-mal. Anschließend wechseln Sie die Seite. Ziehen Sie sich mit der seitlichen Muskulatur hoch und machen Sie keine Ausweichbewegungen mit dem Becken. Verkrampfen Sie nicht, Sie müssen den Oberkörper nur wenige Zentimeter vom Boden abheben.

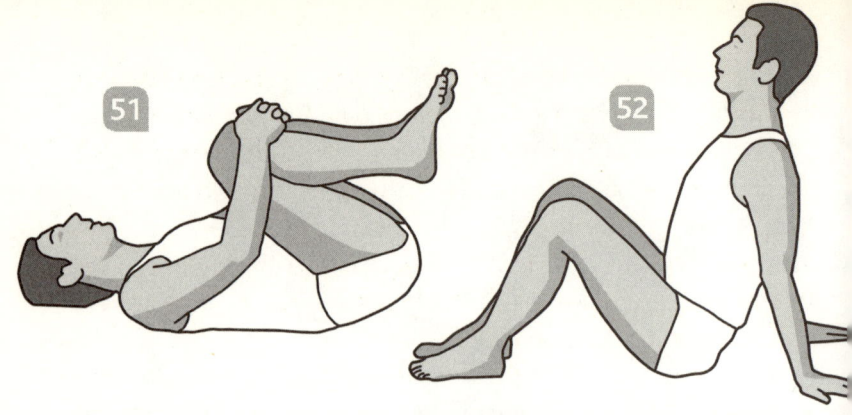

4) Dehnung und Lockerung der Wirbelsäule:
- Legen Sie sich auf den Rücken, winkeln Sie die Beine an. Der Kopf liegt entspannt auf dem Boden. Umfassen Sie die angewinkelten Beine mit den Händen an den Knien oder den Oberschenkelrückseiten und ziehen Sie die Beine so weit wie möglich zur Brust. Gleichzeitig den Nacken langziehen. Die Spannung einige Sekunden halten, dann die Beine nacheinander absetzen und entspannen. 3-mal dehnen. (Abb. 51). Sie können diese Übung intensivieren, indem Sie gleichzeitig den Kopf anheben, während Sie die Beine zur Brust ziehen.
- Setzen Sie sich aufrecht in den Schneidersitz und dehnen Sie den Oberkörper zur rechten Seite, indem Sie den linken Arm mit der Handfläche nach oben über den Kopf führen. Kopf und Oberkörper neigen sich dabei zur rechten Seite, die Dehnungsspannung sollten Sie links spüren. Anschließend in die Ausgangsstellung zurückkehren und die andere Seite dehnen. Je 2-mal beide Seiten dehnen.
- Auf dem Boden mit angezogenen Knien sitzen und die Hände hinten aufstützen. Nun den Rücken 8 Sekunden lang strecken (Abb. 52), dann entspannen. 3-mal durchführen.
- In Rückenlage die Knie zur Brust ziehen und die angewinkelten Beine mit den Händen an den Knien oder Oberschenkelrückseiten umfassen. Mit einem Katzbuckel mehrere Male möglichst weit vor und zurück wippen (nur auf weicher Matte durchführen).

- Im Vierfüßlerstand mit der Ausatmung einen deutlichen Katzbuckel machen, mit der Einatmung anschließend das Kreuz nach unten durchhängen lassen. Die Wirbelsäule auf diese Weise langsam und in ruhigem Atemrhythmus 5-mal nach oben und unten dehnen.

5) Kräftigung der Rücken- und Gesäßmuskulatur:

- Führen Sie zunächst die Kräftigungsübungen im Vierfüßlerstand aus Programm II, Nummer 8 durch.
- Schulterbrücke zur Kräftigung der Rumpf- und Rückenmuskulatur: Legen Sie sich mit angewinkelten Beinen auf den Boden, sodass Ober- und Unterschenkel in etwa einen rechten Winkel bilden. Die gestreckten Arme liegen zur Stabilisierung seitlich neben Oberkörper und Gesäß, die Handrücken auf dem Boden. Ziehen Sie die Fußspitzen Richtung Körper, sodass nur noch die Fersen Bodenkontakt haben. Heben Sie aus dieser Position heraus unter Anspannung der Bauch- und Gesäßmuskulatur das Becken so weit vom Boden ab, dass Oberschenkel, Becken und Oberkörper eine gerade Linie bilden. Das Gewicht ruht nun auf Schultern und Fersen (Abb. 53). 5–10 Sekunden die Spannung halten, dann Becken und Gesäß ablegen und kurz entspannen. 3-mal den Körper abheben, später je 15 Sekunden. Wenn Sie den Winkel zwischen Ober- und Unterschenkeln vergrößern oder die Hände in den Nacken legen, intensivieren Sie diese Übung.

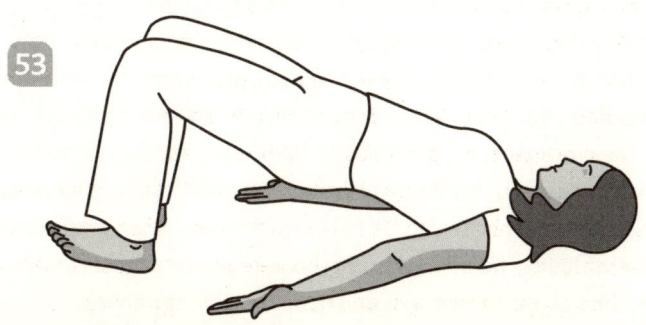

- Die folgenden Übungen kräftigen besonders die Rücken- und Gesäßmuskeln. Um die oft stark verspannte Muskulatur der unteren Rückenstrecker zu schonen, können Sie ein entsprechend großes Kissen oder eine mehrfach gefaltete Decke unter Unterbauch und Hüften legen. Drücken Sie nun in Bauchlage die Fußspitzen gegen den Boden und heben Sie unter Anspannung der Bauch-, Rücken- und Gesäßmuskulatur den Kopf und die nach vorne gestreckten Arme wenige Zentimeter (nicht mehr!) vom Boden ab. Halten Sie die Spannung 5 Sekunden, dann die Arme wieder ablegen und entspannen. 3-mal wiederholen. Achten Sie darauf, Kopf und Halswirbelsäule nicht zu weit abzuheben. Hüften und Brustbeinspitze sollten am Boden liegen bleiben.

Legen Sie in Bauchlage die Stirn auf die Handrücken der angewinkelten Arme. Spannen Sie die Muskeln von Gesäß, Bauch und unterem Rücken an und heben Sie die gestreckten Beine einige Zentimeter vom Boden ab. Die Schultern bleiben entspannt. Die Spannung etwa 5 Sekunden halten, dann wieder lösen und entspannen. 3x wiederholen. Für eine einfachere, rückenschonendere Übungsvariante heben Sie nur jeweils ein Bein ab, dann die Spannung einige Sekunden halten und wieder entspannen.

In Bauchlage beide Arme nach vorne strecken und langsam den rechten, nach vorne gestreckten Arm und das linke gestreckte Bein einige Zentimeter vom Boden abheben. Einige Sekunden die Spannung halten, dann Arm und Bein ablegen und entspannen. Die Übung 2-mal wiederholen, anschließend die Seite wechseln.

Als letzte Übung dieser Serie verschränken Sie in Bauchlage die Arme hinter dem Kopf. Nun den Oberkörper einige Zentimeter vom Boden abheben, dann ein Bein heben, bis das Knie keinen Kontakt mehr zum Boden hat. Die Spannung der Rücken- und Gesäßmuskulatur einige Sekunden halten, dann das Bein (nicht den Oberkörper!) wieder ablegen und das andere Bein heben. Jedes Bein 2-mal heben. Noch anspruchsvoller ist diese Übung, wenn Sie das abgehobene Bein mehrmals heben und senken, ohne es ganz abzulegen und in der Spannung nachzulassen.

Wichtig ist bei diesen Übungen, Arme bzw. Beine wirklich nur einige Zentimeter vom Boden abzuheben. Sonst entwickeln Sie ein Hohlkreuz, was zu Schmerzen im unteren Rückenbereich führen kann!

6) Spannung der ganzen Körpermuskulatur, Kräftigung der Bauch- und Rumpfmuskulatur:

Begeben Sie sich in den Unterarmliegestütz: Das Gewicht ruht auf Fußspitzen bzw. Fußballen und Unterarmen. Gesäß, Oberkörper und Kopf werden in einer geraden Linie gehalten, der Blick ist zwischen die Hände auf den Boden gerichtet. Spannen Sie Bauch-, Gesäß- und Rumpfmuskulatur an 3-mal etwa 10 Sekunden an (Abb. 54). Legen Sie sich zwischendurch auf den Boden ab und entspannen Sie etwa genauso lange. Atmen Sie während der Übung ruhig und gleichmäßig weiter. Sie können die Wirkung dieser Übung verstärken, indem Sie Unterarme und Füße aufeinander zuziehen (nur vermehrte Spannung, keine Bewegung!). Zur Intensivierung heben Sie kurz das linke, dann das rechte Bein etwas vom Boden ab.

54

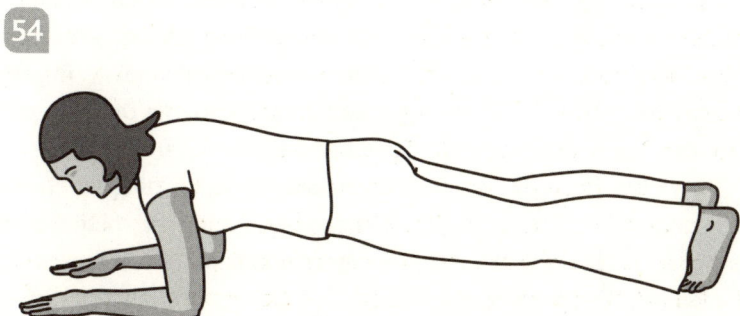

7) »Den Himmel auf Händen tragen« zur Dehnung der Arm-, Schulter- und Rückenmuskulatur und der Körperseiten:

- Ausgangsstellung ist der schulterbreite Stand, die Knie sind leicht gebeugt, die Füße parallel. Verschränken Sie die Finger miteinander und strecken Sie sie mit den Handflächen nach oben über den Kopf. Atmen Sie ein und beugen Sie sich mit der Ausatmung zur rechten Seite, wobei sie die Hände mit der Ausatmung noch weiter nach oben strecken und dadurch die Dehnung verstärken (Abb. 55). Atmen Sie in der Dehnung ein und kehren Sie mit der nächsten Ausatmung in die Ausgangsstellung zurück. Dort wiederum einatmen und sich mit der nächsten Ausatmung nach links neigen. Strecken Sie sich jeweils mit der Ausatmung ein wenig weiter nach oben, um die Spannung noch zu verstärken, und konzentrieren Sie sich auf die Biegung und Dehnung der Wirbelsäule und der jeweiligen Körperseite. Atmen Sie tief und gleichmäßig ein und aus. Jede Seite 3-mal dehnen.

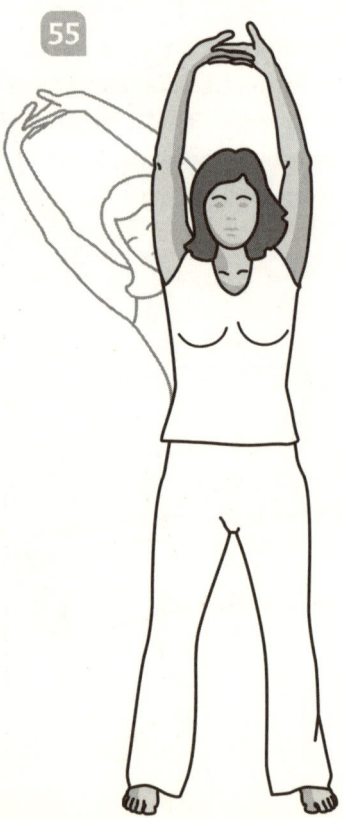

Diese Qi-Gong-Übung stimuliert den Gallenblasenmeridian, fördert die Atmung durch die Dehnung der Oberkörpermuskulatur und hat eine unterstützende Wirkung bei Bronchitis, Asthma, Nierenfunktionsstörungen und Kreuzschmerzen.

8) Dehnung der Oberschenkel- und Wadenmuskeln:

- Stellen Sie sich etwa 30 Zentimeter vor eine Wand und stützen Sie sich mit einer Hand ab. Achten Sie darauf, dass der Rücken gerade bleibt und kein Hohlkreuz entsteht. Jetzt ein Bein etwa eine gute Schrittlänge dahinter mit der Fußspitze aufsetzen. Dann die Ferse langsam auf den Boden senken, sodass in der hinteren Oberschenkelmuskulatur, der Kniekehle und Wade eine Dehnungsspannung entsteht. Anschließend das andere Bein dehnen. 3-mal durchführen.

- Dehnung der Oberschenkelvorderseite und des Hüftbeugemuskels: Aus der gleichen Anfangsstellung ein Knie beugen und den Fuß hochheben. Mit der Hand die Fußspitze greifen oder ein Handtuch als Schlinge um den Fuß legen (leichter). Nun den Fuß mit der gleichseitigen Hand zu sich und nach oben heranziehen und das Knie zurückdrücken (Abb. 56). Einige Sekunden lang die Spannung halten, dann das andere Bein dehnen. Je 2-mal durchführen.

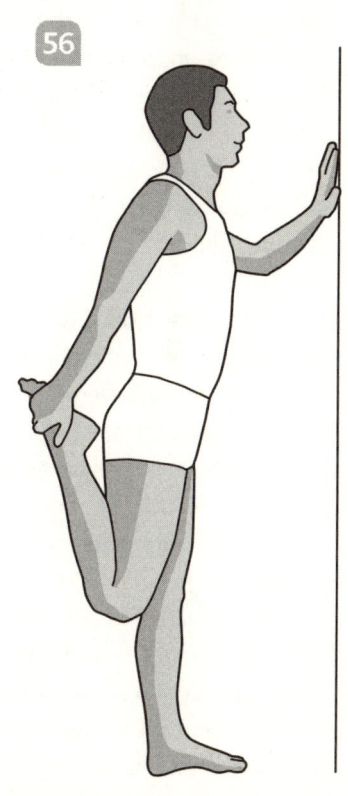

- Gleichgewichtsübung: Mit Hilfe der folgenden Übung können Sie Ihr Gleichgewichtsgefühl fördern. Stehen Sie bequem, die Füße parallel, die Beine weniger als schulterbreit auseinander. Stellen Sie sich Ihren Körper als ein Brett vor, das Sie auf der Fläche der Füße in ein leichtes Schwanken bringen. Gehen Sie dabei nicht in die Knie, knicken

Sie nicht ab und bewegen Sie die Schultern nicht. Die Arme hängen entspannt neben dem Körper, die Füße bleiben immer am gleichen Ort. Spannen Sie nur so viele Muskeln an wie unbedingt nötig, alles andere bleibt entspannt. Schwanken Sie in einer kaum wahrnehmbaren Bewegung nur wenige Zentimeter nach vorn, nach hinten, zur Seite und im Kreis. Führen Sie die Bewegungen sehr langsam durch und atmen Sie tief, ruhig und gleichmäßig. Kommen Sie nach 3–5 Minuten zur Ruhe (Abb. 57).

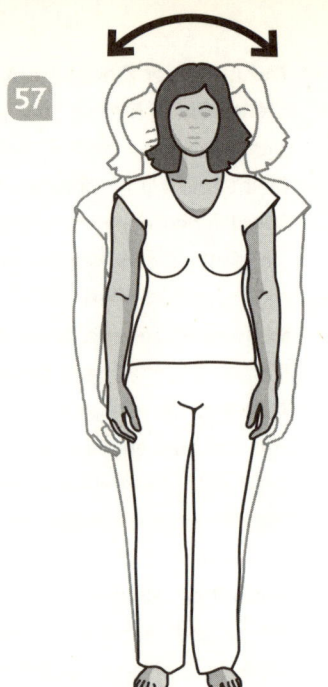

9) **Durch Kreisen die Gelenke lockern (ca. 8–10 Minuten):**
Nach jedem anspruchsvolleren Trainingsprogramm ist es wichtig, die Gelenke wieder zu lockern, sodass die Körperenergie (Qi) frei und ungehindert fließen kann. Die folgende Serie, die hier Programm III abschließt, eignet sich auch gut als Bestandteil entspannender Übungsprogramme.

- *Hals- und Nackenmuskulatur und Halswirbelsäule:* Stehen Sie entspannt mit locker herabhängenden Armen im schulterbreiten Stand. Legen Sie nun den Kopf mit der Einatmung nach hinten in den Nacken und lassen Sie ihn mit der Ausatmung entspannt und weich nach vorne zur Brust sinken. Je 3-mal im Atemrhythmus den Kopf vor- und zurückbeugen. Anschließend neigen Sie den Kopf mit der Ausatmung nach links, wobei Sie das Ohr Richtung linke Schulter bewegen und nicht die Schulter Richtung Kopf ziehen sollten. Mit der Einatmung den Kopf wieder in die Mitte führen. Beim nächsten

Ausatmen neigen Sie den Kopf zur rechten Seite. Auf jede Seite 3-mal den Kopf neigen.

Wiederum mit einer Ausatmung den Kopf nach links drehen und dabei nach hinten blicken. Mit der Einatmung den Kopf in die Mitte bewegen, mit der nächsten Ausatmung nach rechts drehen. Je 3-mal zu jeder Seite.

Bewegen Sie Ihren Kopf sanft, ohne jede Gewalt und Anstrengung, sonst verkehrt sich der positive entspannende Effekt dieser Übung auf Nacken- und Wirbelgelenke in das Gegenteil.

- *Schultergelenke, Nacken- und Schultermuskulatur:* Bei dieser Übung wird das Schulterkreisen mit gezielter Atmung durchgeführt. Stehen Sie im schulterbreiten Stand mit locker herabhängenden Armen. Atmen Sie tief ein und ziehen Sie dabei die Schultern zuerst nach vorne, dann hoch und kreisen an den Ohren vorbei so weit wie möglich nach hinten. Sobald Sie die Schultern nach unten führen, beginnen Sie mit der Ausatmung. Bewegen Sie dann die Schultern langsam nach hinten unten und von dort nach vorne unten. Nun beginnt wieder die Kreisbewegung nach oben mit der nächsten Einatmung. Halten Sie Schulter- und Armmuskulatur möglichst locker, während Sie die Schultern im Gelenk rollen. Führen Sie möglichst große Kreise durch. Bewegen Sie die Schultern langsam, gleichmäßig und ohne Anstrengung. Gebrauchen Sie nur so viel Kraft wie notwendig. Kreisen Sie mit einer ruhigen und tiefen Atmung 6–10-mal nach hinten und genauso oft nach vorne. Diese Übung lockert die Muskulatur von Nacken, Schultern und oberem Rücken und öffnet den Brustkorb, wodurch eine tiefere Atmung begünstigt wird.
- *Beckengürtel, Lendenwirbelsäule, Hüften:* Die folgenden zwei Beckenübungen lockern die Muskulatur im Bereich der unteren Wirbelsäule, fördern die Darmtätigkeit und wirken auch harmonisierend bei Regelbeschwerden.

Becken kippen: Stehen Sie mit lockeren Knien im schulterbreiten Stand. Die Hände befinden sich auf den Hüften, die Schultern bleiben entspannt. Kippen Sie nun mit der Einatmung das Becken so weit wie möglich nach vorne, sodass sich ein Hohlkreuz bildet und das Gesäß nach hinten zeigt (darf nicht zu Beschwerden führen!). Kippen Sie dann das Becken mit der Ausatmung möglichst weit nach hinten. Das Hohlkreuz sollte verschwinden. Das Becken 6 – 10-mal in beide Richtungen kippen.

Becken kreisen: Bleiben Sie im schulterbreiten Stand, die Knie sind locker, die Hände befinden sich weiter auf den Hüften. Kreisen Sie nun mit dem Becken 10-mal langsam in eine Richtung. Der Oberkörper neigt sich zum Ausgleich in die jeweils andere Richtung. Ist das Becken vorne, befindet sich der Oberkörper hinten; ist das Becken links, befindet er sich rechts usw. Beschreiben Sie die Kreise möglichst groß (Abb. 58). Anschließend 10-mal in die andere Richtung kreisen. Fügen Sie einen Schlusskreis an, der entgegengesetzt zur letzten Richtung verläuft. Atmen Sie während der Übung ruhig, tief und gleichmäßig.

- *Handgelenke und Ellbogen:* Stehen Sie bequem, legen Sie die Handflächen aufeinander und drücken Sie sie einige Sekunden lang zusammen. Anschließend die Handflächen kräftig gegeneinanderreiben, bis sie richtig warm werden. Nun mit den warmen Händen Handgelenke und Ellbogen oben, unten und seitlich abreiben. Beugen Sie dann die Handgelenke mehrmals nach oben und nach unten. Zum Abschluss umfassen Sie mit einer Hand den anderen Arm knapp oberhalb des Handgelenks und kreisen mit dem freien Handgelenk 6-mal langsam in die eine, dann in die andere Richtung. Anschließend mit dem anderen Handgelenk in der gleichen Weise verfahren.
- *Kniegelenke, Ober- und Unterschenkelmuskulatur:* Blockaden im Energiefluss sind an den Knien besonders häufig. Entsprechend häufig sind auch Kniebeschwerden. Gestreckte Knie führen zu Blockaden, achten Sie daher im Tagesablauf stets darauf, die Knie leicht zu beugen.

Knie reiben und bewegen: Stehen Sie schulterbreit. Ziehen Sie nun die rechte Fußspitze nach oben und reiben Sie kräftig das Knie vorne, hinten und seitlich ab. Dann die linke Fußspitze nach oben ziehen und das linke Knie abreiben. Anschließend verbreitern Sie den Stand etwas, stellen die Fußspitzen ein wenig nach außen, legen die Handflächen auf beide Knie und bewegen die Kniegelenke abwechselnd mehrmals, indem Sie sie beugen und wieder strecken.

Knie kreisen: Stellen Sie jetzt beide Füße parallel eng nebeneinander und legen Sie zur Stabilisierung die rechte Hand auf die rechte und die linke auf die linke Kniescheibe. Kreisen Sie nun mit dem Kniegelenk 8–12-mal langsam rechtsherum, dann linksherum (Abb. 59). Strecken Sie die Knie während der kreisförmigen Bewegung, sobald sie sich hinten befinden, fast durch, indem Sie sie mit den Handflächen leicht nach hinten drücken. Beugen Sie die Knie, sobald sie vorne sind.

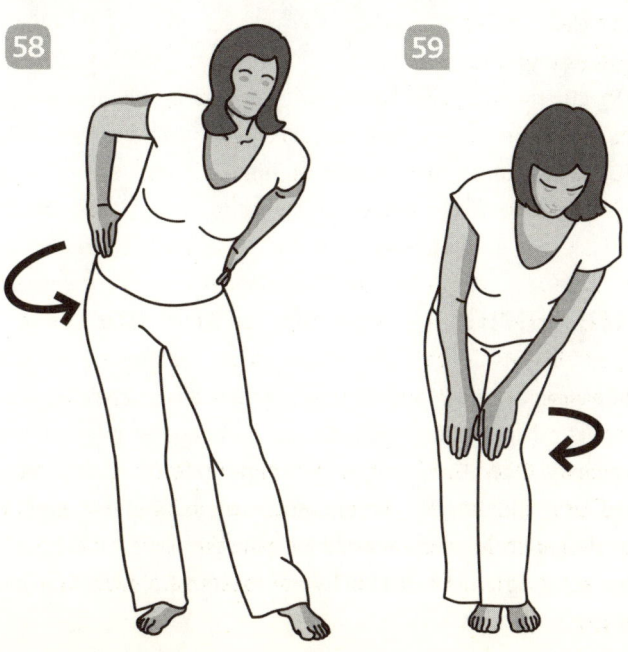

- *Fußgelenke und Unterschenkelmuskulatur:* Stehen Sie bequem aufrecht und heben Sie ein Bein etwas vom Boden ab. Nun langsam mit dem Fußgelenk 8–12-mal in die eine, dann in die andere Richtung kreisen. Anschließend die Beine wechseln und mit dem anderen Fußgelenk kreisen.

  Führen Sie die Kreisbewegungen achtsam und vorsichtig durch. Halten Sie sich an die vorgeschriebene Atemtechnik. Sonst atmen Sie ruhig, tief und gleichmäßig und stellen sich vor, wie Sie die stagnierte Energie in den Gelenken wieder in Bewegung bringen. Treten Schmerzen auf, ist die entsprechende Übung sofort abzubrechen.

Auszug aus Programm III – ein 15-Minuten-Kurzprogramm mit dem Schwerpunkt Lockerung
- Teil (1), Übung 1
- Teil (7) komplett
- Teil (3), Übungen 1, 2, 3 und 5
- Teil (4), Übung 1
- Teil (5), Übung 2 und aus Übung 3 (Übungsserie) die 3. Übung
- Teil (6) komplett
- Teil (9), alle Übungen mit Kreisbewegungen

❺ Programm IV (ca. 30–40 Minuten)

Das Übungsprogramm IV enthält überwiegend anspruchsvollere Dehnungs- und Kräftigungsübungen, die zur Vorbeugung gegen Rückenbeschwerden dienen. Es eignet sich für gesunde Menschen ebenso wie für all jene, die von Rückenschmerzen wieder genesen sind. Man sollte für dieses Programm bereits eine gewisse Fitness besitzen und die vorherigen Programme und auch Ausdauersport ohne Beschwerden durchgeführt haben.

Einige Übungen aus diesem Trainingsprogramm, wie zum Beispiel die einführende Atemübung und die Vitalisierungsübung am Schluss, lassen sich ohne Probleme in die anderen Programme einfügen. Die restlichen Übungen können Sie durch Teile von Programm III ergänzen oder damit kombinieren.

1) Einführende Atemübung:

Um die Tiefenatmung zu fördern und den Brustkorb zu dehnen, breiten Sie die »Flügel« aus: Schulterbreit stehen und die Arme mit angewinkelten Ellbogen so vor die Brust halten, dass sich die Fingerspitzen berühren und die Handflächen nach unten zeigen (Abb. 60a). Die Knie sind leicht gebeugt, das Kinn ein wenig gesenkt. Verwurzeln Sie sich mit den Füßen tief in der Erde. Jetzt mit der Einatmung die Arme ganz langsam schräg nach außen und oben ausstrecken und die Fersen dabei so weit wie möglich vom Boden abheben (Abb. 60b). Mit der Ausatmung langsam wieder in die Ausgangsposition zurückkehren, indem Sie die Fersen senken und die Arme vor die Brust führen. 10–20-mal im ruhigen Atemrhythmus durchführen. Zum Abschluss entspannt stehen und nachspüren.

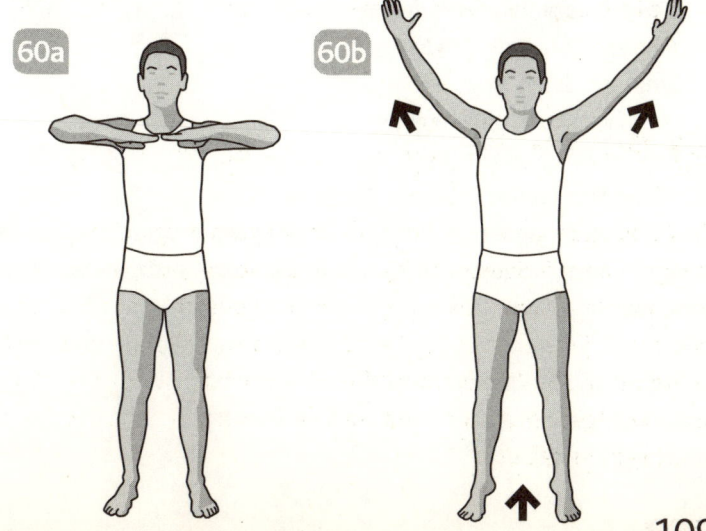

2) Lockerung der Nacken- und Schultermuskeln:

- Die Hände mit nach hinten gerichteten Handflächen hinter dem Rücken verschränken. Nun die Hände so weit wie möglich nach hinten ziehen, dabei den Oberkörper gerade lassen (Abb. 61). 3-mal 8 Sekunden lang die Dehnung halten, ohne zu verkrampfen, und dabei ruhig und gleichmäßig weiteratmen.

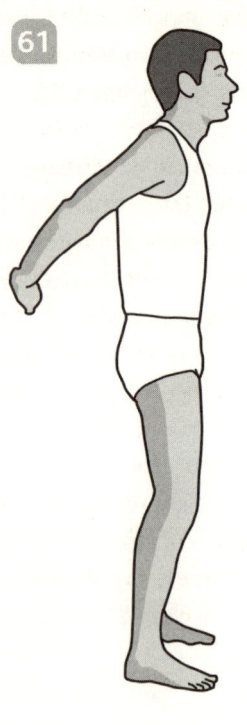

- Anschließend im Stehen mit leicht gebeugten Knien die Arme über den Kopf strecken und mit einer Hand das Handgelenk der anderen fassen. Nun die Arme so weit wie möglich mehrmals nach links, nach rechts und nach hinten strecken und dabei den Schultergürtel dehnen. Führen Sie die Bewegungen langsam durch und atmen Sie dabei ruhig und gleichmäßig.

3) »Den Himmel auf Händen tragen«:

An dieser Stelle eignet sich sehr gut Übung 7 aus Programm III zur Dehnung der Arm-, Schulter- und Rückenmuskulatur und der Körperseiten (s. S. 102).

4) Wirbelsäule und Rückenmuskulatur bewegen und dehnen:

- Stehen Sie aufrecht, die Füße sind parallel, nicht ganz schulterbreit auseinander. Nehmen Sie nun die gestreckten Arme hoch über den Kopf (Abb. 62a). Beugen Sie die Knie, gehen Sie in die Hocke (Abb. 62b) und schwingen Sie dabei mit den Armen an den Fersen vorbei nach hinten oben, wobei Sie die Beine gleichzeitig wieder strecken (Abb. 62c). Dann schwingen Sie die Arme wiederum durch die Hocke hindurch (Knie beugen), bis sie gestreckt oben sind. Wenn Sie mit dem Schwung oben sind, können Sie auch die Fersen etwas abheben. Führen Sie diese Übung in einem Fluss durch, mit ruhiger gleichmäßiger Atmung, je nach Trainingszustand 10–30-mal.

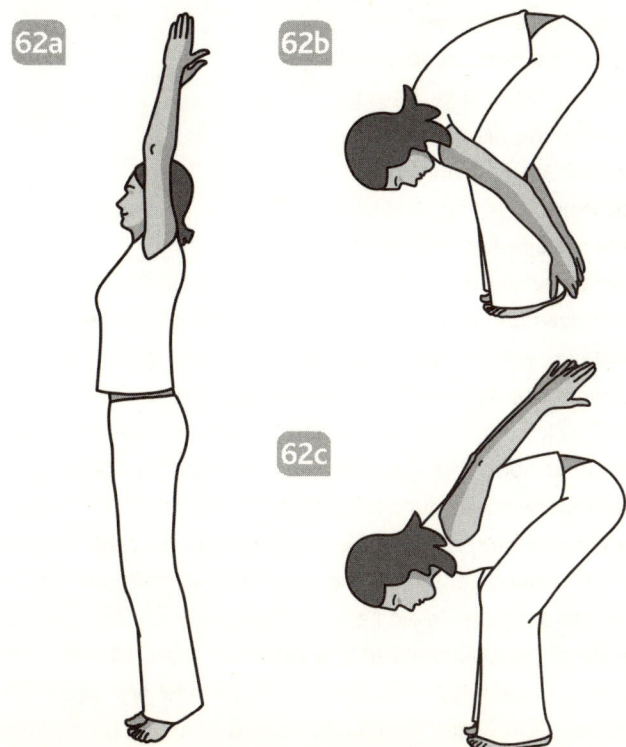

- Stehen Sie etwas mehr als schulterbreit, die Füße sind parallel zueinander, die Knie leicht gebeugt. Führen Sie eine Hand mit der Handfläche nach unten so weit wie möglich über den Kopf zur anderen Seite hin und beugen Sie den Oberkörper in diese Richtung. Der herabhängende Arm zieht gleichzeitig nach unten (Abb. 63). Wichtig ist, dass Sie die Dehnungsspannung auf der Gegenseite von der Achsel bis zum Fuß spüren. Bleiben Sie ein bis zwei Atemzüge lang in dieser Dehnung, dann richten Sie sich wieder auf und beugen sich zur anderen Seite hin. Dehnen Sie jede Seite 3-mal, mit Gefühl und ohne nachzuwippen. Achten Sie darauf, dass Kopf und Nacken locker bleiben und der Kopf nicht zu sehr auf die Seite geneigt wird. Diese Übung kann auch als Alternative zur oben genannten Übung »Den Himmel auf Händen tragen« durchgeführt werden.

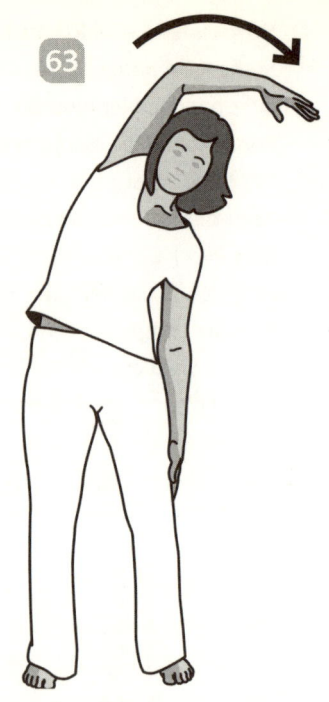

- Setzen Sie sich nun aufrecht mit gerade nach vorne gestreckten Beinen hin und ziehen Sie die Zehen in Richtung Oberkörper. Beugen Sie sich mit der Ausatmung mit geradem Rücken aus der Hüfte heraus nach vorne und strecken Sie dabei die Hände zu den Zehen hin. Wenn Sie in einem guten Trainings- und Dehnungszustand sind, können Sie mit den Händen die Zehen umfassen. Gleichmäßig und ruhig weiteratmen, einige Sekunden lang dehnen, dann einatmen und sich aufrichten. 3-mal mit Gefühl, ohne zu wippen, dehnen. Diese Übung ähnelt der Übung 4 der Meridiangymnastik (Kapitel VI, S. 140).

5) Kräftigung der Rückenmuskulatur (im Anschluss an die zuvor genannten Dehnungen durchzuführen):

- Der Fisch: Legen Sie sich auf den Bauch, die Beine sind nach hinten gestreckt, die Arme liegen mit nach oben gerichteten Handflächen flach neben dem Körper. Heben Sie nun gleichzeitig die gestreckten Beine, Kopf und Oberkörper etwas vom Boden ab. Auch die Arme abheben und nach hinten strecken (Abb. 64). Rücken-, Gesäß- und Beinmuskulatur etwa 8–10 Sekunden lang anspannen, dann ablegen und einige Sekunden entspannen. 2–3-mal wiederholen. Diese Übung ist eine abgewandelte Yogaübung aus den chinesischen Kampfkünsten. Sie eignet sich gut als Ausgleich nach einer starken Vorwärtsdehnung der Wirbelsäule. Grundsätzlich sollten Vorwärtsdehnungen immer mit Rückdehnungen abwechseln.
- Führen Sie nun die Schulterbrücke durch, wie es im Programm III beschrieben wird (s. S. 99 f.). Heben Sie zur Intensivierung zusätzlich den rechten Unterschenkel als Verlängerung der Linie des Oberschenkels, ohne das Becken auf der linken Seite absinken zu lassen. Die Spannung etwa 10 Sekunden halten, 3–5-mal durchführen.
- Fügen Sie nun für Sie passende Übungen zur Kräftigung der Rückenmuskulatur aus Programm III hinzu (s. S. 99 f.).

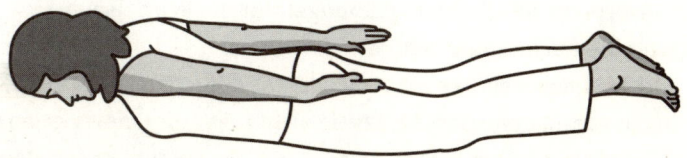

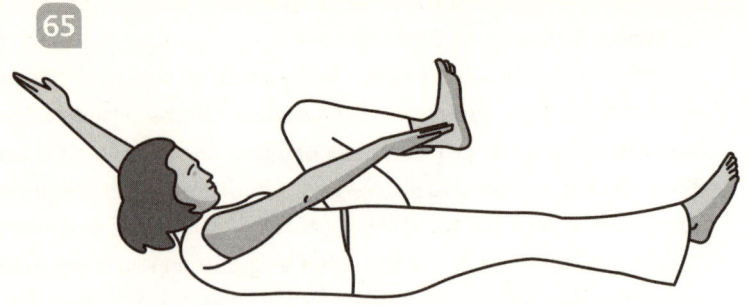

65

6) Kräftigung der Bauchmuskulatur:
- Beginnen Sie mit einigen Übungen zur Kräftigung der geraden und schrägen Bauchmuskulatur aus Programm III (s. S. 95 f.).
- Dynamische Übung zur Kräftigung der Bauch- und Rückenmuskulatur bei gutem Trainingszustand: Legen Sie sich auf den Rücken, die Beine sind angewinkelt, die Arme liegen entspannt neben dem Körper. Heben Sie nun Kopf, Oberkörper, Arme und Beine vom Boden ab und führen Sie den rechten Arm mit nach unten gerichteter Handfläche zum linken Fuß und umgekehrt. Der linke Arm wird gleichzeitig nach oben gestreckt (Abb. 65). Ohne Arme, Beine und Oberkörper abzulegen, die Bewegung 10–20-mal wiederholen. Die Übung dynamisch, aber nicht ruckartig durchführen, Becken und unterer Rücken bleiben fest auf dem Boden liegen.

7) Anspruchsvolle Dehnungsübungen für die Wirbelsäule und die Rückenmuskeln:
- Der Skorpion: Begeben Sie sich in den Vierfüßlerstand. Die Arme sind nicht ganz durchgestreckt, das Gewicht ruht auf Händen, Knien und Fußballen, der Oberkörper befindet sich parallel zum Boden. Beugen Sie aus diesem Stand heraus den Rücken nach oben, sodass ein Katzbuckel entsteht. Ziehen Sie das linke Knie so weit wie möglich nach vorne und verstärken Sie dadurch den Katzbuckel. Bestenfalls

berühren Sie mit der Stirn das linke Knie (Abb. 66a). Die Spannung in der größtmöglichen Dehnung 1–2 Atemzüge lang halten. Jetzt die Wirbelsäule in die andere Richtung dehnen und das linke Bein (den Stachel des Skorpions) so weit wie möglich nach hinten oben ausstrecken. Die Ferse bildet dabei den höchsten Punkt. Den Kopf nicht zu weit nach oben beugen (Abb. 66b). Die Spannung wiederum 1–2 Atemzüge halten, dann in die Ausgangsstellung zurückkehren und die Übung mit dem anderen Bein durchführen. Jede Seite mindestens 2-mal dehnen.

Eine Variante dieser Übung ist, wenn Sie zusätzlich den Arm der Gegenseite abheben: Recken Sie den entgegengesetzten Arm ebenfalls nach oben, wenn Sie ein Bein nach oben strecken, und führen Sie den Ellbogen in Richtung gegenüberliegendes Knie beim Katzbuckel. Das Kinn wird dabei leicht zur Brust gesenkt.

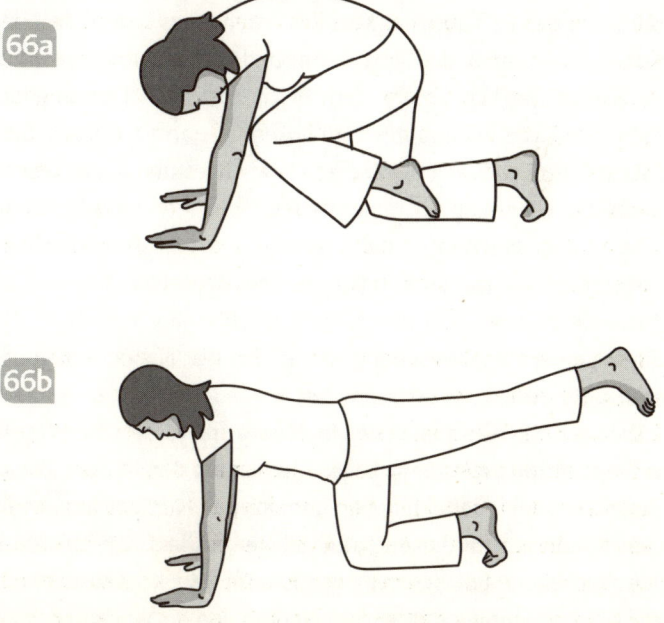

66a

66b

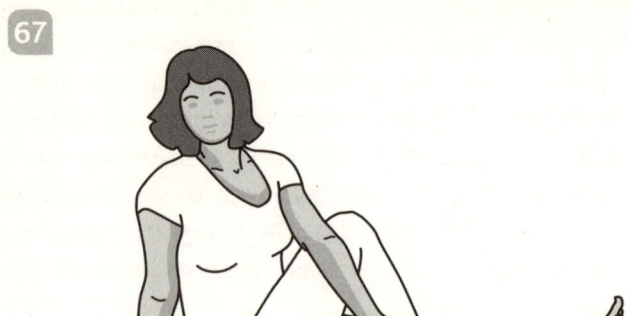

- Yogadrehsitz, behutsam durchführen! Setzen Sie sich bequem mit gestreckten Beinen in den Langsitz. Beugen Sie nun das rechte Bein, heben Sie den Fuß über das Knie des linken Beins und stellen Sie ihn dort flach auf den Boden. Wirbelsäule und Becken aufrichten und sich mit der rechten Hand hinter dem Gesäß abstützen. Den Oberkörper nach rechts drehen und mit dem linken Oberarm auf das gebeugte Knie drücken, während die andere Hand abgestützt bleibt (Abb. 67). 3-mal die Spannung für mindestens 8 Sekunden halten und dabei ruhig und gleichmäßig atmen. Der Yoga-Drehsitz ist eine sehr gute, vorbeugend wirksame Übung gegen Ischiasbeschwerden, weil er die Wirbelsäule genau dort dehnt, wo der Ischiasnerv austritt.
- Die folgende Dehnungsübung ist ein Klassiker aus der Osteopathie und außerordentlich wirksam zur Vorbeugung gegen Rückenbeschwerden. Sie dehnt auch den Brustkorb und fördert auf diese Weise eine natürliche Atmung. Legen Sie sich auf den Rücken, die Arme liegen entspannt seitlich neben dem Körper. Nun das angewinkelte rechte Bein auf der linken Seite ablegen, sodass der Fuß am Knie des gestreckten Beins zum Liegen kommt. Der Kopf wird synchron nach rechts gedreht, mit langem Nacken und ein wenig zur Schulter

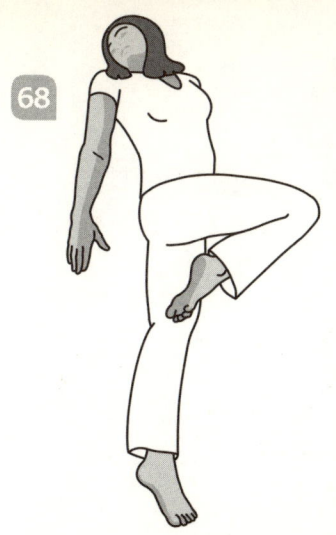

geneigtem Kinn. Gleichzeitig versuchen Sie mit der rechten Schulter den Boden zu erreichen (Abb. 68). Dehnen Sie sanft, mit Gefühl und spüren Sie der Dehnung in Rücken, Gesäß, Becken und Schultern einige Atemzüge lang nach. In die Ausgangsstellung zurückkehren und die andere Seite dehnen, jede Seite 2–3-mal. Intensivieren können Sie diese Übung später, indem Sie das Knie des angewinkelten Beins möglichst hoch ziehen.

- Zur Vorbeugung von Beschwerden im unteren Bereich der Wirbelsäule: In Rückenlage die Beine anwinkeln. Die Arme mit nach unten gerichteten Handflächen und die Füße befinden sich auf dem Boden. Ziehen Sie nun die Knie noch etwas weiter an die Brust, wenden Sie sie sanft nach links und legen Sie sie dort ab. Den Kopf gleichzeitig langsam nach rechts wenden (Abb. 69). Bleiben Sie einige Sekunden in dieser Dehnung, anschließend Knie und Kopf behutsam auf die andere Seite wenden und ablegen. In beide Richtungen 3-mal dehnen.
- Stehen Sie locker mit gebeugten Knien und winkeln Sie 20-mal abwechselnd das linke und rechte Bein nach oben hin an. Ziehen Sie die Knie möglichst weit bis zur Brust hinauf. Sollten Sie dabei unsicher stehen, lehnen Sie sich mit dem Rücken an eine Wand.

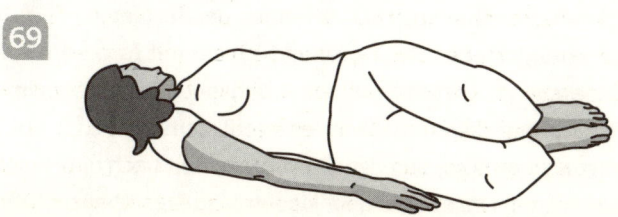

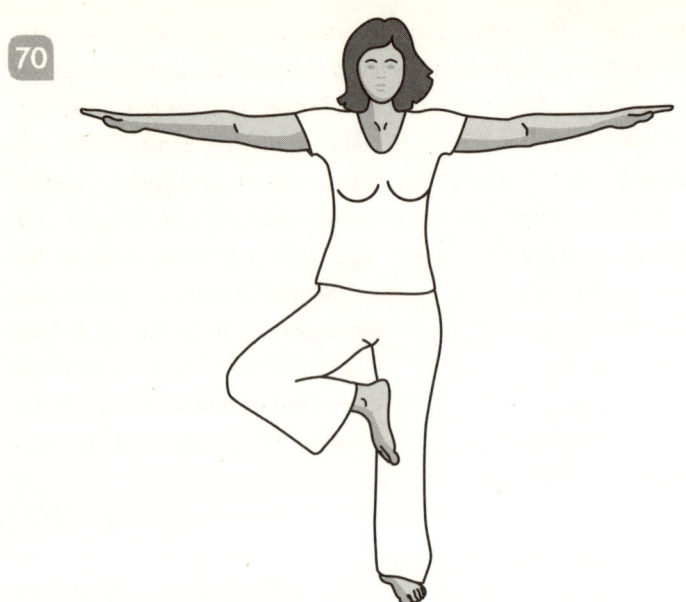

8) Kräftigung der Körpermuskulatur und Entwicklung von Gleichgewicht:

- Einbeinstand: Stehen Sie bequem mit geradem Rücken, parallelen Füßen und leicht gebeugten Knien. Strecken Sie nun die Arme in Schulterhöhe waagrecht zur Seite. Die Handflächen weisen nach unten. Ein Bein anheben und die Fußsohle an das Knie des Standbeins legen (Abb. 70). Einige Atemzüge in dieser Stellung verharren, dann die Arme senken und das Bein wechseln. Die Übung mit jedem Bein 2–3-mal wiederholen. Diese abgewandelte Yogaübung dient auch der Harmonisierung und Vertiefung der Atmung.
- Schmetterling: Stehen Sie wiederum bequem mit parallelen Füßen, die Beine weniger als schulterbreit auseinander. Setzen Sie ein Bein eine Schrittlänge hinter dem anderen mit dem Fußballen auf und beugen Sie beide Knie und den Oberkörper weit nach unten, sodass Sie sich mit den Fingerspitzen am Boden abstützen können. Nun das

hintere Bein vom Boden abheben und nach hinten durchstrecken. Das Standbein ebenfalls strecken und beide Arme wie Flügel zur Seite strecken, wobei die Handflächen nach unten weisen. Oberkörper, Gesäß, Arme und Beine befinden sich nun in einer Ebene in der Waagrechten (Abb. 71). Halten Sie das Gleichgewicht und bleiben Sie für einige ruhige Atemzüge in dieser Stellung, dann richten Sie sich langsam wieder auf. Wechseln Sie die Beine und nehmen Sie erneut die Ausgangsposition mit gebeugten Knien ein, sodass das andere Bein zum Standbein wird. Die Übung mit jedem Bein mindestens 2-mal durchführen.

Wechseln Sie zwischen den beiden Gleichgewichtsübungen »Einbeinstand« und »Schmetterling« ab und verlängern Sie mit zunehmendem Training die Anspannungszeiten.

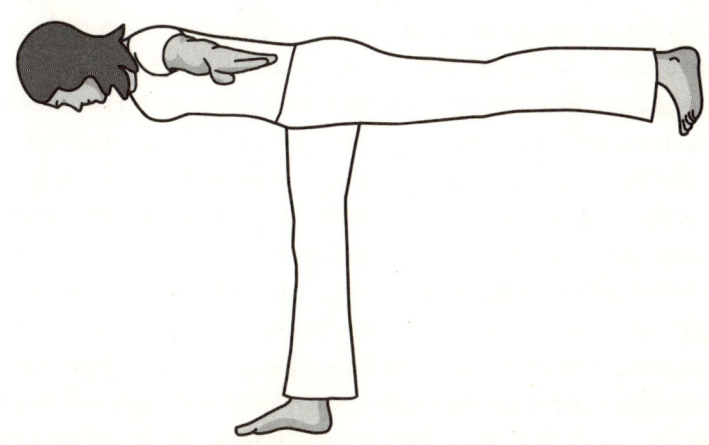

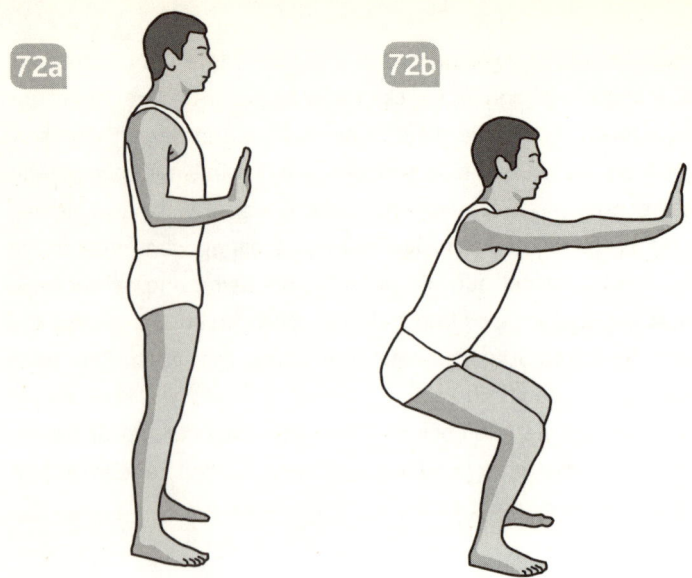

9) Vitalisierungs- und Haltungsübung:

Stehen Sie mit den Beinen etwas mehr als schulterbreit auseinander, die Fußspitzen weisen leicht nach außen, die Knie sind leicht gebeugt. Die Ellbogen befinden sich seitlich vom Körper, wobei Ober- und Unterarme einen rechten Winkel bilden. Die Handflächen weisen nach vorne, die Finger nach oben (Abb. 72a). Gehen Sie aus dieser Position heraus mit der Ausatmung ganz langsam in die untere Kniebeugestellung, so als würden Sie auf einem Pferd reiten. Gleichzeitig mit dem Beugen der Knie strecken Sie die Arme ganz langsam nach vorne, als müssten Sie unter Kraftanwendung ein schweres Gewicht nach vorne schieben (Abb. 72b). Mit der Einatmung kehren Sie ebenfalls langsam in die Ausgangsposition zurück. Führen Sie diese Übung 10-mal im gleichmäßigen Tempo im Einklang mit einem ruhigen tiefen Atemrhythmus durch. Spannen Sie die Schultern nicht an und achten Sie darauf, dass der Rücken gerade bleibt. Diese kleine Qi-Gong-Übung eignet sich auch für zwischendurch, um Energie zu tanken und sich zu sammeln. Üben Sie dann mindestens 3 Minuten lang.

10) 10 Minuten »Cool Down«:
Das Gegenstück zum Aufwärmen ist das Abwärmen, das »Cool Down«. Nach anspruchsvollen Kräftigungs- und Dehnungsübungen wie dem letzten Programm, aber auch nach jeder sportlichen Betätigung sollten Sie Ihrem Körper eine Abwärmphase gönnen. Dies ist umso wichtiger, je anstrengender und intensiver das Training war.

- Kreisen Sie mehrere Male mit den Schultern, dem Becken, den Armen, den Knien und Füßen in beide Richtungen und lockern Sie Hand- und Fingermuskulatur, indem Sie Hände und Finger gründlich ausschütteln (eine ausführliche Beschreibung lockernder Kreisbewegungen finden Sie unter Programm III, S. 104 ff.).
- Beugen Sie sich im Grätschstand einige Male weich vor und zurück, dann mehrmals auf beide Seiten. Die Arme hängen dabei locker herab. Führen Sie nur weiche, nicht anstrengende Bewegungen aus und gehen Sie nicht mehr bis an Ihre Dehnungsgrenze.
- Schwingen Sie mit den Armen locker vor und zurück und federn Sie dabei weich mit den Knien mit.
- Laufen Sie sehr locker und weich einige Minuten auf der Stelle. Werden Sie zum Schluss immer langsamer, sodass Sie im wahrsten Sinne des Wortes auslaufen.
- Reiben Sie die Handflächen kräftig gegeneinander, bis sie richtig warm sind, und streichen Sie über Ihr Gesicht, indem Sie die Handflächen 9-mal an den Nasenflügeln entlang bis zur Stirn nach oben und danach über die Wangen bis zum Hals wieder hinunter führen. Reiben Sie dann Schultern und Nacken und die Muskelstränge des unteren Rückens gründlich ab. Massieren Sie mit der rechten Hand die linke Schulter und umgekehrt.
- Reiben Sie die Handflächen ein weiteres Mal gegeneinander und legen Sie die warmen Hände in Höhe der Nieren 1–2 Minuten lang auf den unteren Rücken.
- Zum Schluss schütteln Sie Arme und Beine aus.

Abschließende Bemerkung

Mit den vier Übungsprogrammen haben Sie ein großes Sortiment wirksamer Übungen zur Kräftigung von Nacken-, Schulter-, Bauch- und Rückenmuskulatur und zur Förderung der Wirbelsäulenbeweglichkeit zur Verfügung. Vergessen Sie aber nicht: Viel hilft nicht immer auch viel. Übertreibung kann bestehende Beschwerden verstärken und sogar Beschwerden provozieren. Steigern Sie die Übungshäufigkeit daher ganz allmählich. Machen Sie nicht zu viele Dehnungen für den gleichen Zweck, sondern wechseln Sie die Übungen ab. Achten Sie stets auf Ihr Körpergefühl!

6. Spezielle Kurzprogramme

Im Büro dynamisch bleiben

Wer kennt es nicht? Man fühlt sich nach einem langen Arbeitstag müde und zerschlagen, der Nacken ist verspannt, der Rücken schmerzt. Kein Wunder, wenn man den ganzen Tag vor dem Bildschirm oder am Schreibtisch gesessen hat. Unsere Muskeln sind nicht für stundenlange einseitige Aufgaben konstruiert. Sie verkürzen sich oder werden schwächer, sodass es infolge der einseitigen Tätigkeit und der damit verbundenen Muskelschwäche zu Verkrampfungen kommt. Achten Sie daher darauf, dass Sie dynamisch sitzen und die Sitzhaltung öfters wechseln (s. S. 56 ff.). Strecken Sie sich zwischendurch genüsslich und machen Sie Pausen mit leichter Gymnastik. Stehen Sie zwischendurch immer wieder auf. Wenn man etwas lesen muss, kann man dies zur Abwechslung genauso auch mal im Stehen tun. Auch wenn man telefoniert oder über etwas nachdenkt, kann man im Zimmer auf und ab gehen und in Bewegung bleiben (s. S. 60 f.). Entspannen Sie sich zwischendurch immer wieder ohne besondere Übung. Lassen Sie die Arme hängen, strecken Sie die Beine aus und schließen Sie für einige Sekunden die Augen.

Vitalisierung und Lockerung am Schreibtisch (Übungsprogramm zur Dehnung der Nacken-, Schulter- und Rückenmuskulatur, ca. 18–20 Minuten):

Die angeführten Übungen sollen dazu führen, dass Sie sich entspannen, sie dürfen keine Beschwerden verursachen! Führen Sie die Bewegungen langsam und weich aus, nicht ruckartig und gehen Sie nicht über Ihre Dehnungsgrenze hinaus. Suchen Sie sich die für Sie am besten wirksamen Übungen aus und stellen Sie sich eigene Kurzprogramme zusammen.

- Setzen Sie sich mit aufrechtem Oberkörper auf einen lehnenlosen Stuhl. Den Kopf weich nach hinten neigen und nach oben zur Decke blicken, dann den Kopf wieder gerade stellen und anschließend nach vorne beugen, je 2-mal. Nun den Kopf nach rechts drehen, wieder gerade stellen, dann nach links drehen, je 2-mal. Anschließend das rechte Ohr zur rechten Schulter neigen, wobei die linke Schulter entspannt unten und die Nase nach vorne gerichtet bleibt. Den Kopf wieder gerade stellen und anschließend nach links neigen, je 2-mal. Atmen Sie in der Endstellung jeweils 1–2-mal tief ein und aus.

- Aufrecht auf dem vorderen Teil eines lehnenlosen Stuhles sitzen, die Füße stehen parallel fest auf dem Boden, die Arme hängen locker herab. Nun beim Einatmen die Füße fest gegen den Boden stemmen und den Rücken nach oben strecken, als wüchsen Kopf und Wirbelsäule der Decke entgegen – dabei nicht ins Hohlkreuz fallen, den Kopf gerade halten. Beim Ausatmen den Rücken entspannen. 3-mal 8 Sekunden üben.

- Entspannt mit parallel ausgerichteten Füßen sitzen. Die Arme hängen locker herab. Kopf und Rücken gerade halten, das Kinn ist leicht in Richtung Brust gebeugt. Nun mit den Fingerspitzen senkrecht nach unten ziehen und das Kinn Richtung Brustbein drücken (Abb. 73). Die Spannung einige Sekunden halten, danach den Kopf wieder gerade stellen, 3-mal dehnen.

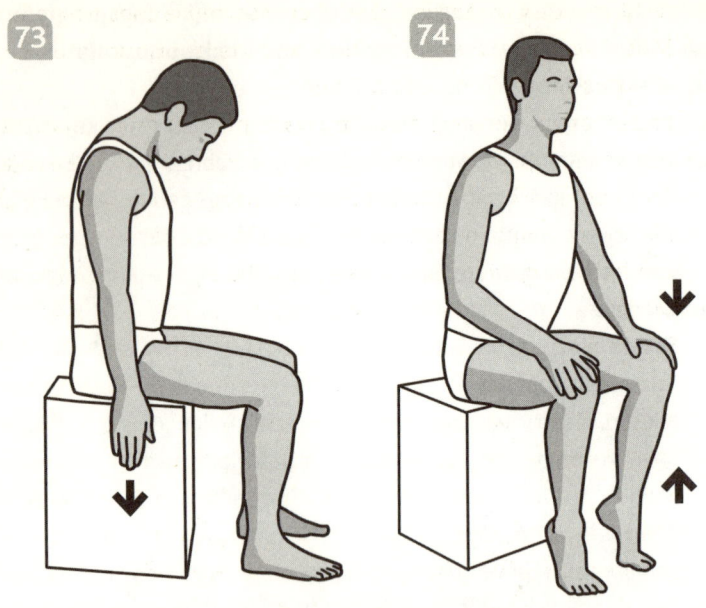

- Die Daumen unter die Achseln legen und mit den angewinkelten Armen je 10-mal langsam nach vorn und hinten kreisen. Versuchen Sie mit den Ellbogen möglichst große Kreise zu beschreiben.
- Setzen Sie sich auf die vordere Stuhlkante und drücken Sie die Hände auf die Oberschenkel. Jetzt die Knie mit maximaler Kraft gegen den Widerstand hochheben, dabei die Muskeln von Bauch und unterem Rücken anspannen (Abb. 74). 3-mal 8 Sekunden die Spannung halten, dabei ruhig weiteratmen und nicht verkrampfen. Zwischendurch entspannen. Anschließend zuerst das eine, dann das andere Knie fest an die Brust ziehen, je 8 Sekunden die Spannung halten, entspannen.
- Im Sitzen oder Stehen beide Hände mit nach oben und zur Seite gerichteten Handflächen bis zur Schulter heben. Stemmen Sie nun in Ihrer Vorstellung einen großen Korb Äpfel langsam senk-

recht so weit wie möglich nach oben. Atmen Sie dabei langsam ein (Abb. 75). Mit der Ausatmung die Arme wieder bis zur Schulter hinabsinken lassen. 5-mal durchführen.

- Im Stehen zur Dehnung der linken Nacken- und Schultermuskulatur den Kopf langsam zur rechten Schulter neigen. Der gestreckte linke Arm zieht gleichzeitig mit der zum Boden gerichteten linken Handfläche mit Gefühl nach unten (Abb. 76). Die Spannung einige Sekunden halten, dann die andere Seite auf die gleiche Weise dehnen. Die andere Schulter bleibt entspannt. Den Kopf nicht verdrehen und je 2-mal dehnen.

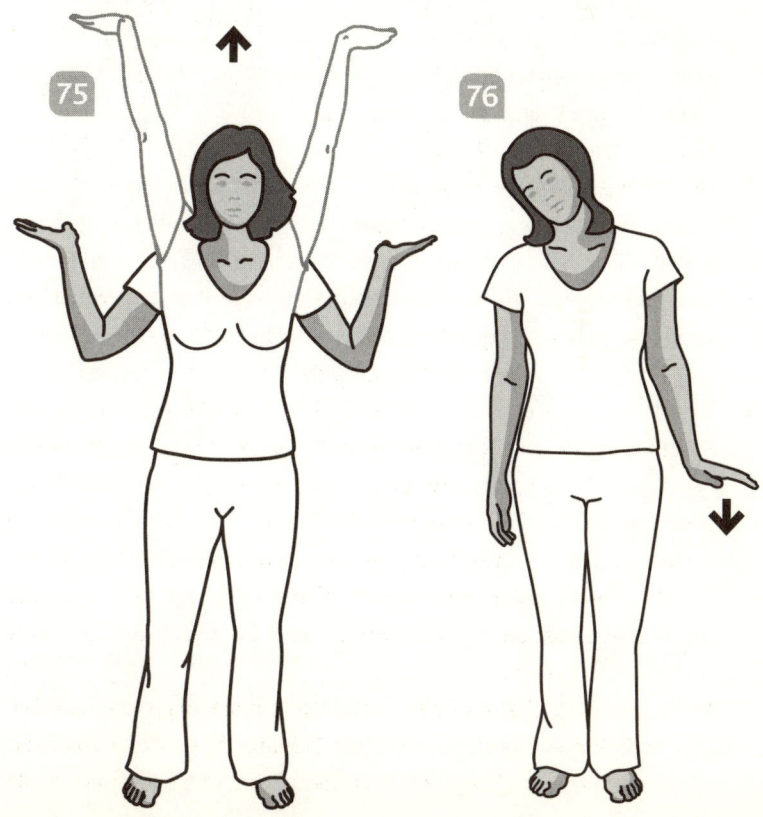

- Aufrecht auf dem vorderen Ende eines Stuhls sitzen und sich mit der Ausatmung entspannt nach vorne zusammenfallen lassen. Die Arme hängen locker nach unten. Dann wieder einatmen und sich dabei aufrichten (Abb. 77). 5-mal durchführen.

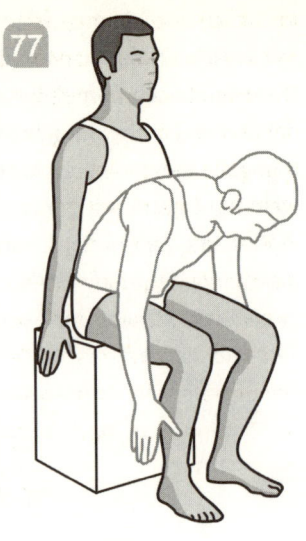

- Im Sitzen oder Stehen (schulterbreiter Stand) die Arme mit nach unten gerichteten Handflächen waagrecht zur Seite strecken, einatmen und dabei beide Arme möglichst weit drehen, sodass die Handflächen zur Decke zeigen (Abb. 78). Mit der Ausatmung beide Arme so weit wie möglich in die Gegenrichtung drehen, sodass die Daumen in Richtung Decke zeigen. Zweck der Drehung ist eine Lockerung der Arme und Schultern. Die Arme 5–6-mal abwechselnd in beide Richtungen drehen. Kopf, Nacken und Oberkörper bleiben dabei gerade.

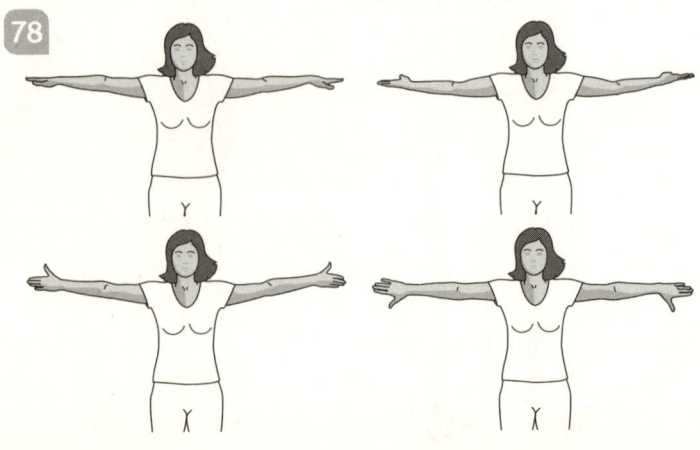

- Im Sitzen oder Stehen (schulterbreiter Stand) die Arme waagrecht mit verschränkten Händen (Flechtgriff) kräftig nach vorne strecken. Die Handflächen weisen dabei zum Körper hin. Einige Sekunden dehnen und ruhig und gleichmäßig atmen. Mit einer weiteren Einatmung die verschränkten Arme über den Kopf strecken und mit jeder weiteren Einatmung die nach oben gestreckten Oberarme ein wenig in Richtung hinter die Ohren dehnen (Abb. 79). Mit der Ausatmung die Spannung jeweils wieder lockern. Mit gleichmäßigen Bewegungen im ruhigen Atemrhythmus 5-mal dehnen. Anschließend führen Sie beide Übungen mit dem umgekehrten Flechtgriff durch. Die Handflächen der ineinander verschränkten Hände zeigen dann bei der ersten Übung nach vorne, bei der zweiten nach oben (Abb. 80).

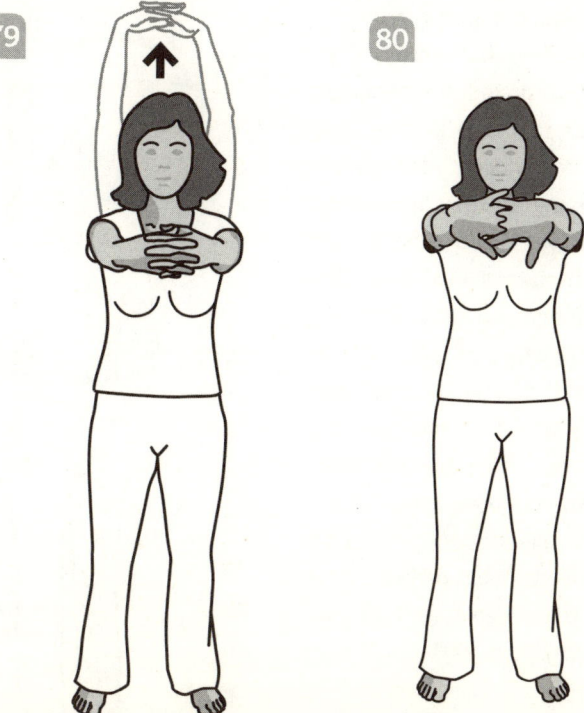

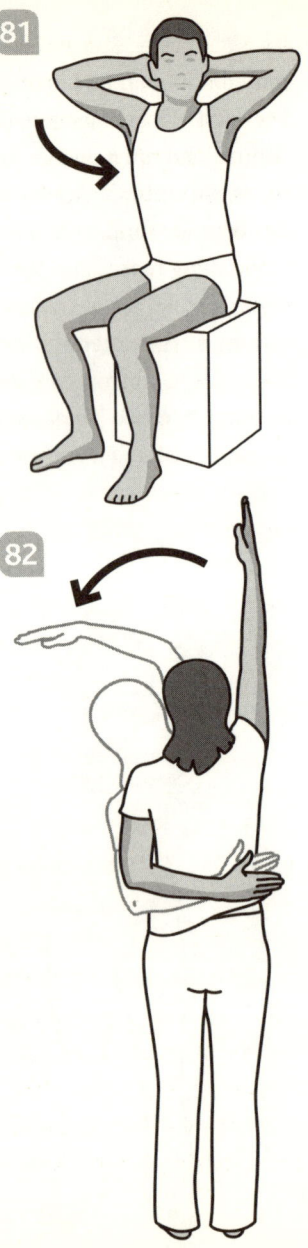

- Beide Hände im Nacken verschränken, dann den Oberkörper langsam je 5-mal behutsam und mit Gefühl möglichst weit nach links, dann nach rechts bis zur Dehnungsgrenze drehen (Abb. 81).
- Schütteln Sie die Schultern aus, indem Sie sie mehrmals kräftig hochziehen und wieder fallen lassen. Diese einfache Übung sollten Sie, wenn Sie viel am Schreibtisch arbeiten, oft auch zwischendurch ausführen.
- Stehen Sie schulterbreit, Kopf und Rücken sind gerade. Einen Unterarm hinten in die Taille legen, den anderen Arm mit der Einatmung in die Senkrechte heben. Nun mit der Einatmung den erhobenen Arm über den Kopf ziehen und dabei Schultergürtel und Oberkörper zur Seite dehnen. Ausatmen und sich mit der nächsten Einatmung wieder aufrichten, mit der nächsten Ausatmung den Arm sinken lassen. Wieder einatmen und die andere Seite dehnen, jede Seite im ruhigen Atemrhythmus 2–3-mal (Abb. 82).

- Als zusätzliche und abschließende Übung dieser Serie drehen Sie den Oberkörper: Nehmen Sie dazu den schulterbreiten Stand ein, die Arme hängen locker neben dem Körper herab, die Schultern sind entspannt, die Knie leicht gebeugt. Drehen Sie sich aus der Ausgangsposition nach rechts und nach links. Der Bewegungsimpuls kommt dabei aus Oberschenkeln und Hüften, Rumpf und Arme folgen dem Impuls von ganz alleine. Halten Sie Arme und Ellbogen locker, sodass die Arme bei jeder Drehung frei schwingen können. Wenn Sie wollen, lassen Sie die Hände am Ende der Drehung gegen Brust und Rücken schlagen, das dient der Vitalisierung. Kopf und Hals folgen der Drehbewegung passiv (nicht mit zu viel Schwung), sodass Sie bei jeder Drehung mit dem Kopf über die Schulter nach hinten schauen. Vergrößern Sie die Drehungen allmählich bis zur Grenze Ihrer Dehnbarkeit. Drehen Sie 8–10-mal nach links und nach rechts, nicht mit zu viel Kraft, achten Sie auf Ihr Körpergefühl. Diese Übung lockert Hals-, Nacken- und Rückenmuskulatur und hilft, die Wirbel vom Hals bis zum Kreuzbein gerade auszurichten. Rückenmark und Spinalnerven werden angeregt und der Brustkorb geöffnet. Sie können sie zusammen mit den zwei vorherigen Schulterlockerungsübungen auch zwischendurch durchführen, zum Beispiel nach jeder halben Stunde Schreibtischarbeit.

Wichtige Zusatzübungen zur Förderung der Durchblutung von Beinen und Füßen nach langem Sitzen:
- Strecken Sie im Sitzen ein Bein waagrecht nach vorne, ziehen Sie die Fußspitze an und kreisen Sie aus der Hüfte heraus 3-mal in jede Richtung. Halten Sie dabei den Rücken gerade und spannen Sie die Muskeln von Bauch, Gesäß und unterem Rücken etwas an. Falls notwendig, stabilisieren Sie sich, indem Sie mit den Händen rechts und links die Stuhlkante umfassen. Anschließend auf der anderen Seite kreisen, 3-mal 3 Kreise in jede Richtung (Abb. 83).

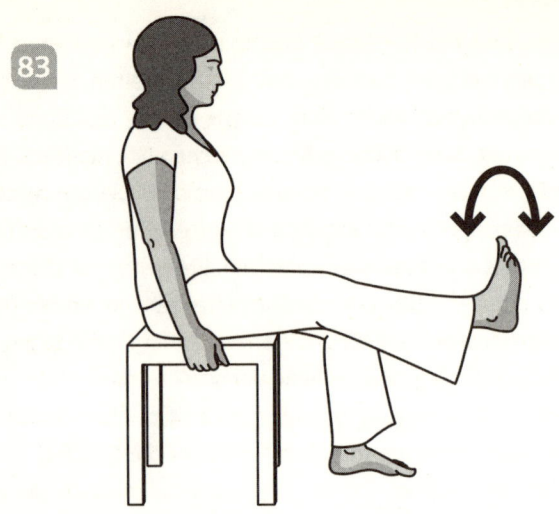

- Setzen Sie sich auf die vordere Stuhlkante, heben Sie ein Bein leicht an und stützen Sie sich dabei mit den Händen seitlich ab. Mit dem Fuß (nicht dem Bein) zunächst 10-mal langsam einwärts, dann auswärts kreisen. Mit dem anderen Fuß wiederholen. Anschließend die Fersen auf den Boden stellen und beide Füße 10 x kräftig anziehen und ausstrecken.
- Zum Abschluss stehen Sie aufrecht und kreisen mit dem Becken je 10-mal langsam nach links und nach rechts, dann die Schultern 10-mal nach vorne und nach hinten rollen.

Isometrische Übungen zur Kräftigung der Hals-, Nacken- und Rückenmuskulatur finden Sie im Programm I ab S. 75.

TIPP Sehr gut geeignet für eine kurze, gezielte Entspannung für zwischendurch ist auch die »Progressive Muskelentspannung« nach Jacobson, wie sie auf S. 45 beschrieben wird. Geübte können sich innerhalb von 5 Minuten in einen Entspannungszustand bringen.

Übungen im Auto und für zwischendurch

Die folgenden zwei Kurzprogramme sind speziell für das Auto und für zwischendurch geeignet. Sie können sie ergänzen durch Übungen aus anderen Programmen, je nachdem, welche Schwerpunkte Sie setzen wollen. Auch Entspannungsübungen wie in Kapitel III beschrieben sind bestens für einen kurzen »Break« im Tagesablauf geeignet. Wer unter chronischen Rückenbeschwerden leidet, sollte die Übungen mit entsprechender Vorsicht ausführen und bei Beschwerden das Programm sofort abbrechen.

Das Autoprogramm:
Im Stau oder vor Ampeln haben wir oft unfreiwillig etwas Zeit, die wir zur Entspannung nutzen können:
1) Räkeln Sie sich im Sitz, und drücken Sie mit den Händen gegen das Autodach. Den Druck etwa 8 Sekunden halten, die Muskulatur wieder lockern und dabei tief durchatmen.
2) Umfassen Sie in gerader Haltung mit beiden Händen das Steuerrad und versuchen Sie es zusammenzudrücken. Die Spannung wieder etwa 8 Sekunden halten und danach die Arme locker seitlich hängen lassen.
3) Stellen Sie beide Füße flach auf den Boden und drücken Sie kräftig dagegen. Spannen Sie dabei die Gesäß- und Bauchmuskulatur kräftig an. Nach 8 Sekunden entspannen.
4) Fassen Sie mit beiden Händen hinter die Nackenstütze und drücken Sie den Kopf dagegen. Kräftig anspannen und nach 8 Sekunden wieder lockern.
5) 1 Minute lang mit der Ausatmung die Gesäßmuskeln (Pobacken) fest anspannen und mit der Einatmung wieder entspannen. Wirkt einem Blutstau in den Beinen und angeschwollenen Füßen entgegen.
6) Zum Abschluss sich strecken, räkeln und entspannen.

Wenn Sie noch genug Zeit haben, wiederholen Sie dieses Programm 1 oder 2-mal.

Übungsprogramm zur raschen Lockerung für unterwegs oder abends zu Hause (ca. 8–10 Minuten):

Die folgenden Übungen führen Sie am besten im Stehen durch. Denken Sie daran, den Rücken gerade zu halten und sich nicht zu überfordern. Mit zunehmender Erfahrung können Sie Übungen auch austauschen oder durch andere aus anderen Programmen ergänzen, wenn Ihnen diese besonders guttun.

1) Stellen Sie sich gerade mit leicht gebeugten Knien in den schulterbreiten Stand. Die Arme hängen locker herab. Beugen Sie sich nun so weit nach vorne, dass Sie Kopf und Oberkörper locker aushängen lassen können, ohne Schmerzen im Lendenbereich zu bekommen. Gehen Sie dabei so tief in die Knie, dass Sie sich noch wohlfühlen (Abb. 84). Konzentrieren Sie sich etwa 15 Sekunden auf das Lockern der Muskeln von Brust, Bauch und oberem Rücken. Anschließend richten Sie sich sehr langsam Wirbel für Wirbel wieder auf und strecken auch die Knie wieder (nicht durchstrecken, eine Restbeugung bleibt). 2-mal wiederholen.

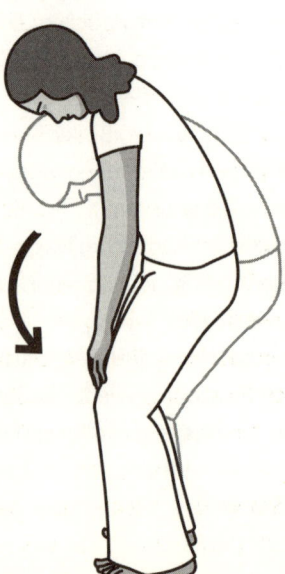

2) Den Kopf langsam und behutsam je 3-mal nach vorne und nach hinten beugen. Anschließend das rechte Ohr Richtung rechte Schulter neigen, den Kopf wieder gerade stellen, etwas nach oben strecken und nach links neigen. Je 3-mal durchführen. Versuchen Sie nun je 3-mal über die rechte Schulter auf die rechte Ferse zu schauen und umgekehrt. Zuletzt ebenfalls langsam und behutsam den Kopf zur Seite drehen und dabei das Kinn ein wenig anheben. 3-mal zu jeder Seite.
3) Fest die Hände gegeneinanderreiben, bis sie richtig warm sind, und dann mit den Handflächen 9-mal kräftig von der Stirn über den Nasenrücken bis zum Unterkiefer und über die Wangen zurück zur Stirn streichen. Anschließend mit den warmen Händen die Ohren warmreiben, die Ohrmuscheln dehnen und kneten und die Ohrhelix auf und ab massieren.
4) Mit den Fingerkuppen kräftig von der Stirn bis zum Nacken die Kopfhaut massieren. »Trocken die Haare waschen« nennt man dies in China.
5) Die Hände im Nacken verschränken und die Ellbogen zurück und die Schulterblätter Richtung Wirbelsäule ziehen. Die Spannung 5 Sekunden halten und wieder entspannen. 3-mal durchführen. Dann die Schultern im Wechsel hochziehen: Linke Schulter hochziehen, die rechte hinunter, 3 Sekunden die Spannung halten, dann entspannen und die Seite wechseln. Je 6-mal durchführen. Nun mit den Schultern langsam 10-mal nach vorne und nach hinten kreisen. Möglichst große Kreise machen. Anschließend mit der linken Hand die rechte Schulter massieren und umgekehrt.
6) Die Arme 10-mal abwechselnd locker vor und zurück schwingen. Nun die Arme in Schulterhöhe zur Seite strecken und 10-mal weich nach vorne, dann nach hinten kreisen. Schließlich die Arme 10-mal locker vor dem Körper hin und her schwingen, von links nach rechts und zurück.
7) Im schulterbreiten Stand den Oberkörper mit herabhängenden Armen je 10-mal weich nach links und rechts neigen.

8) Vorsichtig mit den Faustknöcheln die Muskelstränge neben (!) der Wirbelsäule reiben. Noch besser: Lassen Sie einen Partner mit den Fäusten locker die Muskelstränge neben der Wirbelsäule abklopfen. Zuerst leicht, dann stärker, aber nicht zu kräftig.
9) Zum Abschluss die Arme 20-mal weit vor und zurück schwingen und dabei kräftig in den Knien mitfedern.

TIPP Wenn Sie lange gesessen haben und Nacken und Schultern schmerzen, handelt es sich in der Regel um eine akute Verspannung aufgrund einseitiger Belastung. Führen Sie in diesem Fall die entsprechenden oben genannten Übungen durch. Schmerzt der Nacken noch immer, nehmen Sie ein kaltes Armbad: Tauchen Sie dazu die warmen (eventuell vorgewärmten) Arme und Hände 1–2 Minuten lang bis zu den Ellbogen in das kalte Wasser eines Waschbeckens, anschließend kräftig abfrottieren und die Arme warmhalten. Sie können auch ein warmes Vollbad mit Melisse- oder Heublumenzusatz (s. S. 147) oder eine warme Dusche nehmen. Lassen Sie dafür einen mittelstarken Strahl (nicht zu stark einstellen) einige Minuten lang auf die schmerzende Muskelpartie einwirken.

Vitalisierende vorbeugende Trainingsprogramme

Das erste Trainingsprogramm dieses Kapitels stimuliert gezielt den Energiefluss unserer Meridiane, der Energieleitbahnen in unserem Körper nach der traditionellen chinesischen Medizin. Durch sechs Dehnungsübungen werden sämtliche Meridiane unseres Körpers gestreckt, sodass wir uns kräftiger und widerstandsfähiger fühlen. Zudem wird die Geschmeidigkeit von Muskeln und Gelenken gefördert. Wichtig ist, dass Sie regelmäßig üben. Wer unter Rückenschmerzen leidet, sollte dieses Programm auslassen!

Führen Sie die Bewegungsabfolge der einzelnen Dehnungen langsam und stetig, im Einklang mit der Atmung durch, niemals ruckartig. Atmen Sie dabei ruhig und gleichmäßig. Atmen Sie 2–5-mal tief durch, sobald Sie Ihre größtmögliche Dehnung erreicht haben, und entspannen Sie sich dabei. Seien Sie nicht enttäuscht, wenn Sie die auf den Abbildungen gezeigte Dehnbarkeit nicht erreichen. Steigern Sie ganz allmählich, im Einklang mit Ihrem Körper, ohne jede Gewalt, aber mit sanfter Anstrengung. Wiederholen Sie jede Übung 1–3-mal und führen Sie sie täglich 1–2-mal durch, am besten morgens vor dem Frühstück und abends. Sollten Sie bei einer bestimmten Übung besondere Schwierigkeiten haben, ist dies ein Hinweis darauf, dass sich die zugehörigen Meridiane und Organe nicht in Harmonie befinden. Das ist allerdings nicht unbedingt ein Anzeichen für eine Krankheit, sondern für ein energetisches Ungleichgewicht.

❶ Meridiandehnungsprogramm
(Energiefluss anregen und entspannen, ca. 15–20 Minuten)

Bringen Sie Ihren Körper vor den Dehnungen durch ein kurzes »Warm-up« in Schwung. Anschließend empfiehlt es sich, »die Energietore zu öffnen« (Programm II, Übung 1), da auf diese Weise der Wirkungsgrad der Übungen gesteigert wird.

Setzen oder legen Sie sich in eine bequeme Position. Atmen Sie ruhig und gleichmäßig durch die Nase ein und aus, bis Sie sich entspannen. Überlassen Sie die Ausatmung ganz dem Rhythmus Ihres Körpers, sodass Sie sich allmählich leichter und freier fühlen. Die Einatmung soll ganz natürlich erfolgen. Nehmen Sie dabei wahr, wie sich Energie an einem Punkt etwa 2 Zentimeter unterhalb des Nabels (= unteres Dantian oder Hara) ansammelt. Lassen Sie dies ganz von selbst geschehen, ohne dass Sie aktiv lenkend eingreifen. Beobachten Sie während der Einatmungen, wie sich die Energie allmählich in Brustkorb, Bauch, Arme, Kopf und Beine ausbreitet. Lassen Sie Atem- und Energiefluss mit der Ein- und Ausatmung gleichmäßig an- und abschwellen. Wenden Sie diese Technik an, wenn Sie die folgenden Dehnungsübungen durchführen.

1) Lungen- und Dickdarmmeridian:
Spreizen Sie die Beine im Stehen etwas mehr als schulterbreit auseinander. Führen Sie nun die Arme mit nach hinten gewendeten Handflächen hinter dem Rücken zusammen und haken Sie die beiden Daumen ineinander. Die restlichen Finger beider Hände sind zusammen und gestreckt (Abb. 85a). Tief in den oberen Brustkorb einatmen und sich mit der Ausatmung mit geradem Oberkörper weit nach vorne unten beugen, wobei die Arme und verschränkten Hände so weit wie möglich über den Kopf nach vorne gezogen werden. Arme und Beine sind jetzt

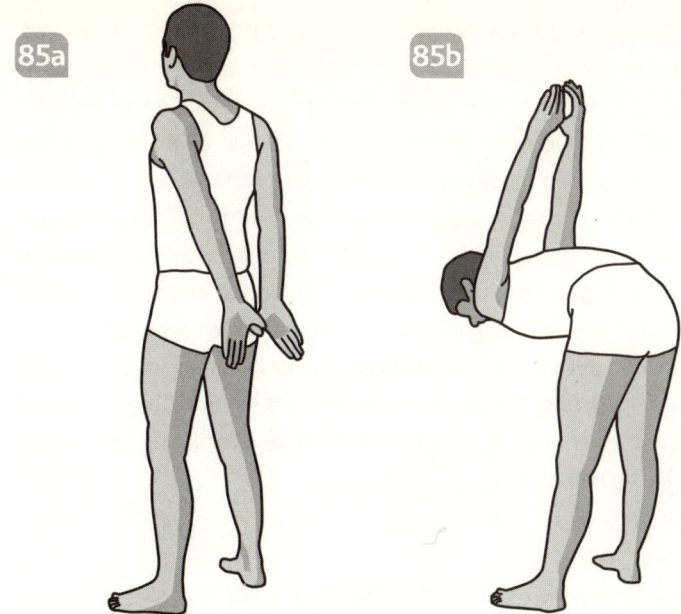

durchgestreckt (Abb. 85b). Atmen Sie einige Male tief und ruhig wie zuvor beschrieben. Erspüren Sie angespannte Zonen in Ihrem Körper und nehmen Sie wahr, wie die Spannung mit jeder Ausatmung nachlässt. Nach der letzten Ausatmung richten Sie sich mit der Einatmung wieder auf, haken die Daumen andersherum ein und führen die Übung noch einmal durch.

2) Magen- und Milzmeridian:

Setzen Sie sich mit geradem Rücken auf die Fersen, die Knie sind eine Faustbreit auseinander. Atmen Sie ruhig und lehnen Sie sich mit dem Ausatmen vorsichtig nach hinten zurück. Stützen Sie sich auf die Ellbogen, wenn Ihnen dies ohne Schwierigkeiten möglich ist. Beugen Sie sich dann so weit zurück, bis Sie sich bestenfalls mit dem Hinterkopf am Boden abstützen. Ihr Rücken bildet nun eine Brücke. Das Gesäß kann dabei auch zwischen den Fersen liegen, und die Knie dürfen sich etwas vom Boden abheben (Abb. 86a). Kommen Sie nicht so weit hinab, weil der Rücken schmerzt oder die Oberschenkel zu angespannt sind, lehnen Sie sich zurück und stützen sich nur auf die Hände. Nach einigen Wochen werden Sie sicherlich bis zu den Ellbogen gelangen. Achten Sie aber darauf, dass der Rücken nicht schmerzt! Nach einigen weiteren Wochen der Übung versuchen Sie, Hinterkopf und Schultern abzulegen, später, sich ganz auf den Rücken zu legen. Führen Sie dabei die Arme über den Kopf und verschränken Sie die Finger so, dass die Handrücken vom Kopf weg weisen (Abb. 86b). Achten Sie während aller Übungsstufen auf das Zu- und Abnehmen der Körperspannung mit der Ein- und Ausatmung. Atmen Sie mehrmals tief ein und aus und richten Sie sich mit einer Einatmung ganz langsam und vorsichtig und keinesfalls ruckartig wieder auf.

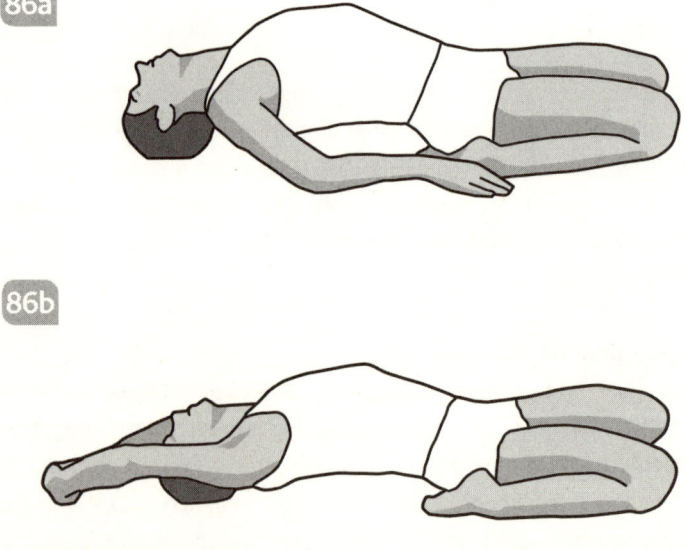

3) Herz- und Dünndarmmeridian:

Setzen Sie sich auf den Boden, legen Sie die Fußsohlen aneinander und lassen Sie die Knie auseinandersinken, sodass die Innenseiten der Beine gedehnt werden. Greifen Sie aus dieser Ausgangsposition heraus die Füße vorne an den Zehen (Abb. 87a) und beugen Sie sich mit der Ausatmung langsam so weit nach vorne, wie es ohne Beschwerden möglich ist. Den Körper dabei leicht in Richtung Fersen ziehen. Der Rücken sollte während der Übung möglichst gerade bleiben, der Nacken entspannt. Im Idealfall berühren die Unterarme den Boden und die Stirn die Füße (Abb. 87b). Beobachten Sie wieder das allmähliche Nachlassen der Spannung und richten Sie sich nach mehreren Atemzügen mit dem Einatmen wieder auf.

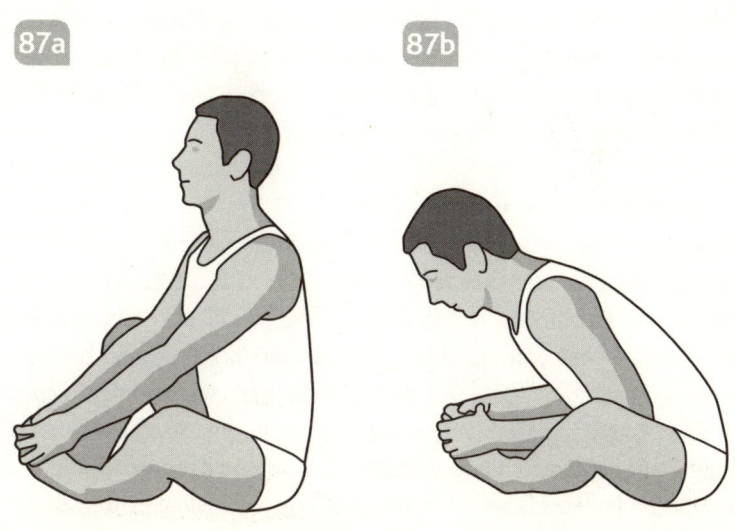

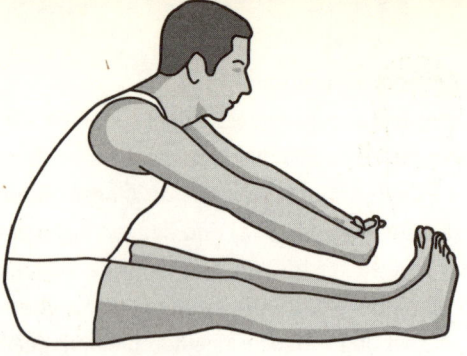

4) Nieren- und Blasenmeridian:

Strecken Sie auf dem Boden die Beine nach vorne aus (Langsitz) und ziehen Sie die Zehen heran. Die Fersen liegen dicht zusammen. Verschränken Sie nun die Finger so, dass die Handflächen nach vorne gerichtet sind, und beugen Sie den Oberkörper aus Leiste und Hüfte heraus nach vorne, bis Sie optimalerweise mit den verschränkten Händen die Zehen erreichen (Abb. 88). Beugen Sie den Kopf gleichzeitig in Richtung Knie, achten Sie aber darauf, dass der Rücken möglichst gerade bleibt, sodass die Vorbeugung aus Hüfte und Leiste heraus geschieht. Erzwingen Sie nichts und atmen Sie mehrmals ruhig und tief. Richten Sie sich mit einer Einatmung wieder auf.

5) Kreislauf-Dreierwärmermeridian:

Überkreuzen Sie im Schneidersitz die Hände und legen Sie die rechte Hand auf das linke, die linke auf das rechte Knie (Abb. 89a). Beugen Sie sich mit der Ausatmung langsam vor, wobei der Rücken rund werden darf. Die Knie mit den Händen leicht zueinanderziehen und die Vorbeugung verstärken (Abb. 89b). Nehmen Sie wahr, wie sich der Rücken zwischen Ihren Schulterblättern entspannt. Lenken Sie Ihre Aufmerksamkeit auf den Bereich unterhalb des Nabels und beobachten Sie das allmähliche Nachlassen der Körperspannung. Nach einigen Atemzügen richten Sie sich mit der Einatmung wieder auf. Wiederholen Sie die Übung, indem Sie das andere Bein nach unten legen und die Arme umgekehrt überkreuzen.

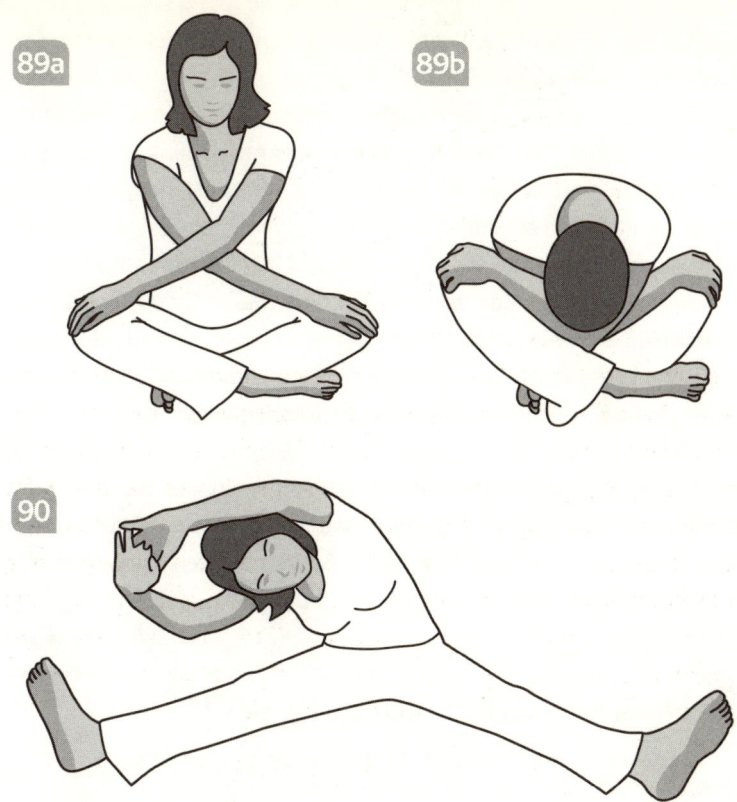

6) Leber- und Gallenblasenmeridian:

Spreizen Sie im Sitzen die Beine so weit auseinander, dass die Knie noch gestreckt bleiben (Grätschsitz). Die Arme mit verschränkten Fingern zur Decke strecken, sodass die Handflächen nach oben weisen. Mit der Ausatmung den Oberkörper zuerst auf die Seite neigen, auf der Ihnen dies leichter fällt. Die obere Körperseite wird dabei gedehnt (Abb. 90). Während der Seitneigung das Fußgelenk zurückziehen, sodass die Zehen nach oben gerichtet sind. Im Idealfall berühren Sie mit den verschränkten Armen den Fußrücken. Richten Sie sich nach einigen Atemzügen mit einer Einatmung wieder auf, strecken Sie die Arme mit verschränkten Fingern nach oben und neigen Sie anschließend den Oberkörper zur anderen Seite. Richten Sie sich nach mehreren Atemzügen wiederum mit einer Einatmung auf, strecken Sie die Arme zunächst nach oben und beugen Sie sich dann mit einer Ausatmung aus der Hüfte heraus mit gestreckten Armen nach vorne. Die Handinnenflächen mit den verschränkten Fingern zeigen nach vorne, die Beine sind weiterhin gespreizt, die Knie gestreckt, die Füße fallen entspannt zur Seite. Der Rücken soll so gerade wie möglich bleiben, sodass das Vorbeugen aus der Hüfte heraus geschieht. Idealerweise bilden Arme und Rücken eine Linie. Entspannen Sie sich, während Sie mehrmals ruhig und tief atmen, und richten Sie sich mit einer Einatmung wieder auf.

Setzen Sie sich nach den Meridiandehnungen in den Fersen- oder Schneidersitz oder legen Sie sich entspannt auf den Rücken und atmen Sie eine Weile ruhig und gleichmäßig. Spüren Sie den Wirkungen der Übungen in Ihrem Körper nach.

❷ Das effektive Vorbeugungsprogramm für Anspruchsvolle
(ca. 40 Minuten)

Einige anspruchsvollere Übungen aus diesem Buch wurden hier zu einem Programm zusammengestellt, das aus besonders effektiven Dehnungs- und Kräftigungsübungen zur Vorbeugung gegen Rückenbeschwerden und zur Förderung der allgemeinen Fitness besteht. Sie dürfen nur durchgeführt werden, wenn Sie keine Beschwerden haben. Folgen Sie den Anleitungen so präzise wie möglich. Steigern Sie die Intensität der Übungen ganz allmählich im Einklang mit Ihrem Körpergefühl und führen Sie sie am besten täglich durch, mit 1–2 wöchentlichen Pausentagen zur Erholung von Muskeln, Sehnen und Bändern.

1) Machen Sie ein kurzes Warm-up, wie am Anfang von Programm II beschrieben (S. 80 f.).
2) Schulter lockern durch entgegengesetztes Armstrecken, s. Programm II 2) (S. 82 f.).
3) Drehen und neigen Sie den Oberkörper, s. Programm III 1), 3. und 4. Übung (S. 92 ff.).
4) Tragen Sie »den Himmel auf Händen«, s. Programm III 7) (S. 102).
5) Bewegen Sie Wirbelsäule und Rücken, s. Programm IV 4), 1., 2. und 3. Übung (S. 111 f.).
6) Dehnen Sie die Wirbelsäule, s. Programm IV 7), 1. und 3. Übung (S. 114 ff.).
7) Führen Sie nun geeignete isometrische Kräftigungsübungen durch wie aus Programm I (S. 75 ff.) und anspruchsvollere Kräftigungen für Bauch- und Rückenmuskulatur aus Programm III 3), 5), 6) (S. 95 ff.) sowie aus Programm IV 5), 6) und 8) (S. 113 f.).
8) Lockern Sie die Gelenke, s. Programm III 9) (S. 104 ff.).
9) Zum Abschluss lassen Sie sich »auslaufen« wie etwa im »Cool Down« von Programm IV beschrieben (S. 121).

Kombinieren Sie dieses Programm, wo es sinnvoll ist, mit den Meridiandehnungsübungen. Tauschen Sie zur Abwechslung Übungen durch ähnliche aus den verschiedenen Programmen aus oder fügen Sie geeignete Übungen hinzu und stellen Sie auf diese Weise Ihr persönliches Vorbeugungsprogramm zusammen.

Schnelle Hilfe bei leichten Rückenproblemen

Der erste Schritt bei jeder Art von Rückenbeschwerden sollte Sie zur diagnostischen Abklärung der Ursache zu einem in dieser Richtung erfahrenen Fachmann (Arzt oder Heilpraktiker) führen. Maßnahmen zur ersten Hilfe bei akuten Rückenproblemen finden Sie auf S. 158. Bei leichteren Rückenschmerzen gibt es verschiedene Möglichkeiten für eine die Beschwerden lindernde Selbstbehandlung:

❶ Wärme oder Kälte?

Heiße und warme Anwendungen eignen sich meistens zur Linderung von leichteren und chronischen Beschwerden. Sie regen die örtliche Durchblutung und den in verspannten Muskeln verlangsamten Stoffwechsel an und helfen auf diese Weise bei Verspannungsschmerzen. Bei akuten entzündlichen Prozessen können sie jedoch verschlimmernd wirken. Gute Tiefenwärme produzieren der Heublumensack und die Kartoffelauflage (s. u.). Weniger tiefenwirksam, aber einfacher zu handhaben ist die Bestrahlung des schmerzenden Bereichs mit einer handelsüblichen Infrarotlampe oder die Auflage einer Wärmflasche. Tiefenwirksamer und daher besser geeignet sind Bestrahlungen mit der aus China stammenden TDT-Lampe (erwärmte Mineralienplatte mit Tiefeninfrarot), dem »Hot House« (ähnliches Prinzip wie TDT-Lampe) oder damit verwandten Gerätschaften.

Kaltanwendungen bremsen den Stoffwechsel im Anwendungsgebiet. Dadurch werden entzündliche Reizzustände und die damit einhergehenden Schmerzen gehemmt. Für eine einfache Kaltanwendung bei akuten Beschwerden können Sie Gelkompressen aus der Apotheke verwenden (im Tiefkühlfach kalt werden lassen). Legen Sie dafür ein dünnes Handtuch auf die schmerzende Stelle und die Gelkompresse darauf. Zur Befestigung eventuell ein großes Handtuch darüberwickeln. Wirksamer noch sind feuchtkalte Umschläge: Geben Sie dafür zimmerwarmes Wasser (20°C) in eine Schüssel, dazu 1–2 EL Arnikatinktur oder Retterspitz äußerlich (nicht bei Korbblütlerallergie). Ein dünnes Geschirrtuch aus Leinen oder Baumwolle in das Wasser tauchen, leicht auswringen und möglichst feucht mehrlagig auf die schmerzende Stelle legen. Die Stelle großzügig mit einem kräftigen Handtuch abdecken. Ist das Tuch warm geworden, eine Pause von mindestens 30 Minuten einlegen und dann den Umschlag erneuern. Zur Eismassage bei akuten Beschwerden s. S. 158.

Als Faustregel gilt: Bei akuten Beschwerden helfen meist Eis- und andere Kaltanwendungen, bei chronischen Beschwerden Wärmebehandlungen. Achten Sie aber auch selbst darauf, was Ihnen guttut.

❷ Lokale schmerzlindernde und durchblutungsfördernde Maßnahmen

Einreibungen

Bei leichteren Rückenproblemen (Muskelschmerzen, Lendenwirbelsäulensyndrom oder chronischen Ischiasbeschwerden) helfen lokale Maßnahmen wie Einreibungen, Umschläge und Auflagen mit verschiedenen Präparaten, wie Sie sie in der Apotheke zur Förderung der Durchblutung und zur Schmerzlinderung erhalten. Reiben Sie die schmerzenden

Stellen etwa mehrmals täglich mit *Johanniskrautöl* ein, das Sie vorher etwas erwärmen. Johanniskraut wirkt beruhigend auf die Nerven ein und lindert daher speziell auch Nervenschmerzen.

Auflagen, Packungen, Pflaster
Schmerzlindernd, durchblutungsfördernd, stoffwechselanregend und entgiftend wirkt die Auflage des auch als »Morphium der Naturheilkunde« bezeichneten *Heublumensacks*. Die heiße Packung lindert besonders chronische Schmerzen und Beschwerden oft hervorragend. Heublumen wirken mehr in die Tiefe als die meisten anderen Auflagen und Einreibungen, da sie gefäßwirksame Stoffe enthalten, die sogenannten Cumarine. Weichen Sie den Sack in leicht kochendem Wasser etwa 10 Minuten ein. Herausnehmen, etwas abkühlen lassen und so heiß, wie Sie es vertragen, auf den erkrankten Bereich legen (Handrückentest, Verbrennungsgefahr!!). Mit einem dicken Frotteetuch oder Wolltuch den Sack großzügig und luftdicht fest umschließen. Abnehmen nach 45–60 Minuten oder wenn der Sack nicht mehr warm ist. Anschließend nachruhen. Den Heublumensack können Sie einige Male wiederverwenden, wobei die Wirkung allmählich nachlässt. Wer auf Gräser allergisch reagiert, darf diese Anwendung nicht durchführen. Bezugsquellen: Apotheke und Versandhandel.

Stark wärmend wirkt die Auflage eines *Kartoffelbreisacks*. Geben Sie dafür gekochte heiße Kartoffeln in einen Leinen- oder Baumwollsack und binden Sie diesen zu. Zerquetschen Sie die Kartoffeln durch den Sack hindurch und legen Sie diesen dann auf. Ein Tuch darüberlegen, mit einem Wolltuch umwickeln und ruhen, bis der Sack kühl wird. Anschließend nachruhen.

Einfacher in der Anwendung ist eine *heiße Auflage* auf die schmerzende Stelle. Breiten Sie dafür ein Frotteetuch über einer Schüssel aus und legen Sie in dieses Tuch ein dreilagig gefaltetes Baumwolltuch hinein (etwas größer als die schmerzende Stelle). Übergießen Sie das Baumwolltuch mit kochend heißem Wasser. Nun das Frotteetuch längs darüberschlagen, an den Enden greifen und kurz auswringen. Wieder aufschlagen und so heiß wie möglich auflegen. Ein Wolltuch darüberlegen und sich 30 Minuten in eine Decke einwickeln. Abnehmen, sobald die Auflage kalt wird. Zusätzlich durchblutungsfördernd und schmerzlindernd wirkt 1 EL Arnikatinktur oder Retterspitz äußerlich, die Sie in das Kochwasser geben können, kurz bevor Sie das Tuch damit übergießen.

Schnelle Abhilfe bei einem steifen Nacken schafft auch eine *heiße Rolle*. Legen Sie dafür ein Handtuch in kochend heißes Wasser. Etwas abkühlen lassen, bis Sie es auswringen und der Länge nach zusammenrollen können, dann in den Nacken legen, sodass die Wärme sich ausbreiten kann.

Vielfach bewährt haben sich bei chronischen Beschwerden auch handelsübliche Pflaster mit durchblutungsfördernden Stoffen (z.B. *ABC-Pflaster*). Mehrere Tage lang auf die schmerzende Stelle kleben.

❸ Wasseranwendungen

Vollbad
Besonders wirksam bei Rückenschmerzen sind oft warme (nicht zu heiße) Vollbäder. Sie beruhigen die Nerven, entspannen die Muskulatur, steigern die Durchblutung und schwemmen Schlacken aus. Die Wassertemperatur sollte angenehm sein, nicht höher als 38–39 °C. Badedauer etwa 15 Minuten. Hinterher eventuell kurz kalt abduschen, sich nicht abtrocknen, sondern das Wasser mit den Händen abstreifen und im Bett gut zugedeckt mindestens eine halbe Stunde lang nachruhen. 3–4-mal pro Woche baden, wenn Ihnen dies guttut. Warme Bäder sollten bei Herz-Kreislauferkrankungen nicht ohne ärztliche Absprache durchgeführt werden! Gesteigert wird die Badewirkung durch geeignete Badezusätze:

Heublumen: Für ein Vollbad 300 g in 5 Liter kaltes Wasser geben, erhitzen und 15 Minuten lang auf kleiner Flamme köcheln, dann abseihen und den Sud dem Badewasser zugeben. Vorsicht Allergiker!

Rosmarinblätter: 50 g in 1 Liter Wasser bis zum Sieden erhitzen, dann 30 Minuten lang ziehen lassen und den Sud dem Badewasser hinzufügen. Nicht nach 17 Uhr anwenden, da das Bad sonst zu anregend wirkt.

Fichtennadeln: 300 g in 5 Liter Wasser geben, aufkochen, 10 Minuten lang köcheln, dann abseihen und den Sud dem Badewasser zugeben.

Im Fachhandel erhalten Sie auch eine Vielzahl fertiger Rheumabäder. Fragen Sie in der Apotheke nach stark konzentrierten Badezusätzen mit hohem Wirkstoffgehalt ohne Konservierungsstoffe.

Heiße Dusche

Bei stark verspannten Muskeln ist oft auch eine heiße Dusche hilfreich. Stellen Sie den Wasserstrahl auf mittelstarke bis kräftige Intensität ein und lassen Sie ihn 5–10 Minuten auf die schmerzenden Stellen einwirken. Am besten eignet sich dafür ein Duschkopf, bei dem Sie einen kräftigen Massagestrahl einstellen können. Die kleinen Nackenmuskeln am Haaransatz sollten nicht kräftig bestrahlt werden! Achten Sie darauf, welche Stärke Ihnen guttut. Anschließend können Sie sich von einem Partner sanft massieren lassen. Auch vor einem Gymnastikprogramm ist es empfehlenswert, einen starken Überspannungszustand der Muskulatur zuerst durch Wärmeanwendungen zu vermindern. Dies verbessert den Effekt der Gymnastik deutlich.

Fußbad

Ein warmes Fußbad bringt die Ausscheidungsvorgänge in Schwung. Tauchen Sie dazu beide Füße wadentief in körperwarmes Wasser (36–37 °C; vorher messen). Nach etwa 10 Minuten das Bad beenden, das Wasser von den Füßen abstreifen und warme Strümpfe überziehen. Gesteigert wird die Fußbadwirkung durch die Zugabe von Kochsalz (1 EL pro Liter Wasser) zur Anregung des Stoffwechsels. Zur Entsäuerung geben Sie 1 EL Basensalz (Natron- oder Bullrich-Salz) in das Fußbad. Fußbäder können Sie 5–6-mal pro Woche durchführen.

❹ Akupressurprogramm

Oft kann auch ein Laie mithilfe der chinesischen Fingerdruckmassage Schulter- und Rückenbeschwerden erfolgreich lindern. Für das Gelingen einer Akupressur ist es wichtig, die genaue Lage der zu behandelnden Punkte festzustellen. Oft liegen sie in Vertiefungen, Hautfalten oder an Muskelansätzen. Die Haut kann an der entsprechenden Stelle verhärtet oder farblich verändert sein. Den Punkt getroffen haben Sie, wenn ein Schmerz-, Druck-, Spannungs-, Kälte-, Wärmegefühl oder ein angenehmes oder elektrisierendes Empfinden auftritt. Außer in der Körpermitte gibt es alle Punkte zweimal, spiegelgleich auf jeder Körperseite. Immer sind beide Punkte zu behandeln. Halten Sie sich genau an die in diesem Buch gegebenen Anleitungen, dann erzielen Sie auch die bestmögliche Wirkung.

Die Behandlungstechnik
Beachten Sie die in der Anleitung vorgeschriebenen Druckrichtungen. Wenn nicht anders angegeben, drücken Sie mit Daumen- oder Fingerkuppen senkrecht zur Hautoberfläche. Die Druckstärke sollte je nach Verträglichkeit 1–3 Kilopond betragen (an einer Waage testen), weniger, wenn die Punkte zu schmerzhaft sind. Punkte auf Brust, Bauch und Kopf nur vorsichtig drücken. Erwachsene sollten ihre individuelle Schmerzempfindlichkeit berücksichtigen; Kinder sollten Sie grundsätzlich mit wesentlich geringerer Druckintensität behandeln! Achten Sie auf kurze Fingernägel, entspannen Sie sich während der Behandlung und atmen Sie ruhig, tief und gleichmäßig.

Akupressieren Sie die angegebenen Punkte im Uhrzeigersinn leicht kreisend etwa 3-mal 3–7 Sekunden lang mit allmählich ansteigender Druckintensität. Bei nur leichter Druckintensität die Punkte etwa 3x 20 Sekunden lang behandeln. Die Gesamtbehandlungszeit sollte bei Erwachsenen maximal etwa 20 Minuten, bei Kindern 10 Minuten und bei Kleinkindern 4 Minuten betragen.

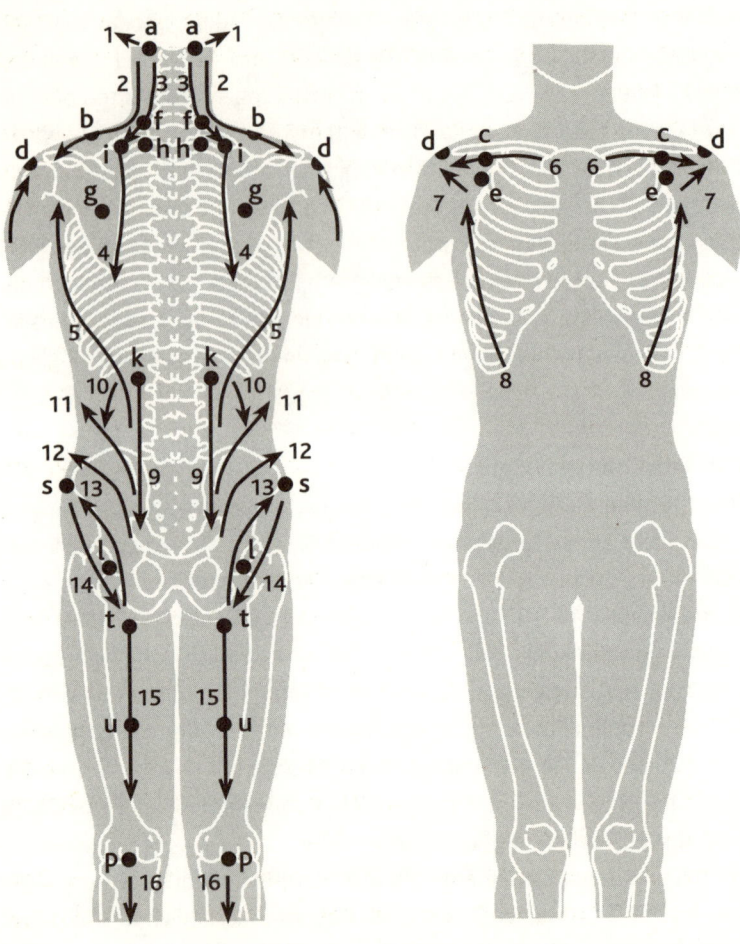

Während der Akupressurmassage sollte kein unangenehmer Schmerz, sondern ein spürbares Druckgefühl entstehen, ein sogenanntes »Wohlweh«. Stellen Sie sich vor, wie mit jeder Ausatmung Schmerz und Spannung aus Ihrem Körper entweichen. Tritt keine ausreichende Wirkung ein, verstärken Sie den Druck etwas, wenn Sie die Behandlung wiederholen.

Führen Sie die Akupressur bei akuten Beschwerden 1 – 2-mal täglich durch, wenn sie Ihre Beschwerden lindert, bei chronischen Beschwerden etwa alle 2 Tage. Im Anschluss an die Behandlung etwa 15 Minuten ruhen.

Sind Schultern oder Rücken kalt, wärmen Sie sie vor der Akupressur durch die Auflage eines schweren feuchten warmen Handtuchs oder durch andere Maßnahmen auf – steife Schultern sind meistens kalt.

Während der Schwangerschaft, der Menstruation, bei Infektionen und unmittelbar vor oder nach den Mahlzeiten nicht akupressieren. Bei ernsthaften und schweren Erkrankungen nur nach Absprache mit Ihrem Therapeuten.

Verspannung von Nacken und Schultern (Abb. 91 und Abb. 92)
1) Legen Sie vor der Behandlung 15 Minuten lang eine heiße Auflage in den Nacken (s. S. 146 f.).
2) Reiben Sie anschließend mit der Handfläche den Nacken- und Schulterbereich ab. Suchen Sie dort besonders schmerzhafte Stellen und drücken Sie diese unter kreisendem Reiben leicht. Zupfen Sie dann den Schulterbereich zwischen Daumen- und Fingerkuppen leicht nach oben.
3) Massieren Sie die Nackenlinie 1 am Kopfansatz in Richtung Ohr. Dann mit den Fingerkuppen von den Punkten a Nacken abwärts Richtung Schulter massieren. Nicht zu starker Druck auf die Punkte a (in der Vertiefung am Nackenansatz neben der Wirbelsäule), stärkerer Druck auf die wichtigen Punkte b (genau in der Mitte zwischen Nacken und Schulterrand).

4) Lassen Sie einen Partner nicht zu fest entlang der Linien 2–5 in Pfeilrichtung massieren, dabei schmerzhafte Punkte im Bereich des Schulterblatts drücken.
5) Bei steifen Schultern zusätzlich die Linien 6–8 locker mit den Fingerkuppen in Pfeilrichtung massieren: Bei Schmerzhaftigkeit die Punkte c, d und e akupressieren. Der wichtige Punkt d liegt auf der Armoberseite des seitlich vom Körper gestreckten Arms, in einem Grübchen unterhalb der Schulterhöhe, c liegt unterhalb des Schlüsselbeins und e senkrecht darunter.
6) Lassen Sie einen Partner folgende Punkte akupressieren: f (etwa 2 cm seitlich zwischen 7. Halswirbel und 1. Brustwirbel), g (in einer Vertiefung der Schulterblattmitte), h und i (etwa 3 bzw. 6 cm seitlich der Rückenmitte, zwischen 1. und 2. Brustwirbel).
7) Mit geradem Rücken sitzen und mit den Fingerknöcheln neben der Wirbelsäule nicht zu fest abwärts massieren. Dann die Hände an die Körperseiten legen und mit den Daumen neben der Wirbelsäule kreisend abwärts massieren.
8) Reiben Sie Ihre Handflächen gegeneinander warm und reiben Sie anschließend die Nierenpunkte k (etwa 3 cm neben und zwischen dem 2. und 3. Lendenwirbel). Dies dient auch zur Vorbeugung gegen Rückenschmerzen.
9) Nun den Kopf langsam und sanft ganz vor und zurück beugen, nach links und rechts drehen und auf beide Seiten neigen. Anschließend mit beiden Schultern zuerst in die eine, dann in die andere Richtung kreisen.
10) Zum Abschluss legen Sie sich auf den Bauch und lassen einen Partner den Rücken mehrmals leicht mit den Fäusten neben der Wirbelsäule vom Nacken bis zum Kreuzbein abklopfen.

Leichtere Schmerzen des unteren Rückens (Abb. 91, Abb. 93 und Abb. 94)

Legen Sie vor der Massage 15 Minuten lang einen heißen Umschlag auf die schmerzende Stelle. Im Anschluss daran lassen Sie die angegebenen Punkte von einem Partner massieren.

1) Massieren Sie die Linien 9 entlang der Lendenwirbelsäule abwärts bis zum Steißbein und behandeln Sie dabei mögliche schmerzende Punkte durch Fingerdruck (die infrage kommenden Punkte liegen etwa 3 cm von den tastbaren Wirbelfortsätzen entfernt).
2) Massieren Sie mit den Handflächen kreisförmig entlang der Linien 10 – 13 in der angegebenen Richtung.
3) Nierenpunkt k zwischen dem 2. und 3. Lendenwirbel drücken (etwa 3 cm seitlich der Wirbel).
4) Akupressieren Sie kräftig die Punkte l auf der Gesäßseite des Hüftgelenks. Legen Sie sich dazu auf die Seite, winkeln Sie das obere Bein an und strecken Sie das untere. Drücken Sie bei kräftigen Personen mit dem Ellbogen und sonst mit der Daumenkuppe in die Mulde, die nun sichtbar geworden ist.
5) Massieren Sie mit den Fingerkuppen die Innenseite der Waden kreisend abwärts bis zur Spitze der großen Zehen. Drücken Sie die Punkte m etwa 6 cm senkrecht über dem inneren Fußknöchel in Richtung Schienbein.
6) Massieren Sie die Außenseiten der Waden bis zur Spitze der kleinen Zehen gleichfalls kreisend abwärts. Drücken Sie die Punkte n an der Außenseite der Wade (etwa 6 cm unterhalb des Kniegelenkspalts, seitlich des Schienbeinrands) in Richtung Fuß.

Schwerere Rückenschmerzen (Abb. 91, Abb. 93 und Abb. 94)
Bei schwereren Rückenschmerzen, etwa einem Hexenschuss oder einem Bandscheibenvorfall, ist grundsätzlich eine gründliche fachliche Abklärung erforderlich. Als erste Hilfe bei einer Schmerzattacke tasten Sie zunächst die schmerzende Stelle ab und stellen fest, ob eine Temperaturerhöhung oder Schwellung vorliegt. Ist die Temperatur erhöht, legen Sie 20 Minuten lang ein nur zimmerwarmes feuchtes Handtuch zusammengeschlagen auf die schmerzende Stelle. Sonst wenden Sie eine heiße Auflage an. Massage und Akupressur sehr behutsam durchführen:
1) Führen Sie das Programm durch, wie es bei leichten Schmerzen des unteren Rückens beschrieben ist, allerdings mit großer Achtsamkeit. Hören Sie sofort auf, wenn die Schmerzen sich verstärken.
2) Akupressieren Sie zusätzlich folgende Punkte:
   o (am Mittelpunkt der Fußgelenkvorderseite) kräftig;
   p (in der Mitte der Kniekehlen) nicht zu stark in Richtung Oberschenkel;
   q (in einer Mulde am Übergang der Wadenmuskulatur in die Achillessehne);
   r (den »Meisterpunkt aller Schmerzen«, unmittelbar hinter den äußeren Fußknöcheln, vor der Achillessehne).
   Bei starken akuten Schmerzen, wie zum Beispiel einem Hexenschuss, den Schockpunkt in der Oberlippenmitte (knapp unterhalb des Nasenansatzes) drücken. Danach Punkt x im hinteren Winkel der Rille zwischen 1. und 2. Mittelfußknochen unmittelbar vor den Fußwurzelknochen drücken.

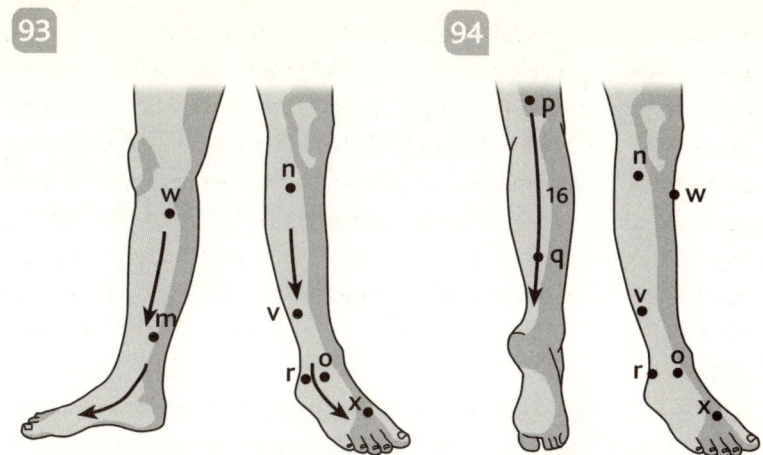

Ischiasbeschwerden (Abb. 91, Abb. 93 und Abb. 94)
Auch hier kommt wie bei jeder Form starker Schmerzen nur eine begleitende, schmerzlindernde Schmerztherapie infrage. Der Rücken muss vor der Behandlung wieder gut erwärmt werden. Die Akupressurmassage sollte von einem Partner durchgeführt werden.
1) Massieren Sie mit den Handflächen leicht entlang der Linien 9, 10 und 14 in Pfeilrichtung.
2) Drücken Sie mögliche schmerzhafte Punkte entlang der Linie 9 und die Punkte s (etwa in der Mitte des Hüftknochens).
3) Massieren Sie leicht die Mitte der Beinrückseiten (Linien 15 und 16) in Pfeilrichtung bis zum Beginn der Achillessehne, dann die Außenseite der Wade in Pfeilrichtung (Abb. 93) abwärts bis zur Kleinzehspitze und die Innenseite der Wade bis zur Großzehspitze.
4) Drücken Sie die Punkte t (in der Mitte der Gesäßquerfalte), u (in der Mitte der Oberschenkelrückseite), p und q nicht zu fest.
5) Zum Abschluss die Punkte m, n, o und v (etwa 6 cm oberhalb des äußeren Fußknöchels) sowie w (auf der Wadenaußenseite, etwa 2 cm unterhalb des Knies, mittiger als n gelegen) drücken.

Schnelle Hilfe bei akuten Rückenbeschwerden

Bei akuten Rückenbeschwerden beschränkt sich die Selbstbehandlung auf die angegebenen »Erste Hilfe«-Maßnahmen. Suchen Sie so schnell wie möglich einen erfahrenen Fachmann auf. Nur er ist in der Lage, eine genaue Diagnose zu stellen und eine fachgerechte Therapie zu verordnen!

Bei jeder Form von Entzündungen haben sich naturheilkundlich hoch dosierte Enzyme zur Linderung bewährt. Sind Nerven mit betroffen, ist es auch sinnvoll, einige B-Vitamine (B1, B6, auch B12) einzunehmen, da sich durch die Nervenreizung der Bedarf an diesen Vitaminen erhöht. Besprechen Sie dies mit Ihrem Therapeuten.

Ein typisches Beispiel für blitzartig auftretende Beschwerden ist der sogenannte Hexenschuss. Die häufigste Ursache hierfür sind Verschleißerscheinungen der Bandscheiben. Verlagern sich diese, drücken sie auf Nervenbahnen, was die Schmerzen auslöst. Wenn Sie zum Beispiel beim Vorneigen plötzliche Kreuzschmerzen spüren, versuchen Sie nicht, sich rasch aufzurichten. Sonst kann sich eine möglicherweise verschobene Bandscheibe, die auf den Nerv drückt, festklemmen. Entlasten Sie stattdessen die Wirbelsäule. Stützen Sie sich mit beiden Händen ab und ziehen Sie den Bauch fest ein. Wenn möglich, nehmen Sie dann die entlastende Stufenlagerung ein (s. S. 157) und versuchen sich zu entspannen. Schmerzen können Sie oft durch eine Eismassage lindern (s. u.).

❶ Entlastende Stufenlagerung

Die beste Entlastung für Bandscheiben und Nervenwurzeln bietet die Rückenlage mit hochgelegten Beinen. In dieser Position nehmen die Bandscheiben am meisten Flüssigkeit auf. Legen Sie sich dafür mit dem Rücken vorsichtig auf eine weiche Unterlage auf den Boden. Schieben Sie ein kleines Kissen unter Kopf und Nacken und lagern Sie die Beine auf einem Stuhl, indem Sie die Unterschenkel auf die Sitzfläche legen. Unter- und Oberschenkel sollten dabei einen rechten Winkel bilden (Abb. 95). Atmen Sie tief und ruhig ein und aus und versuchen Sie, sich zu entspannen.

Bei akuten Beschwerden sollten Sie mehrmals täglich die Stufenlagerung zur Entlastung der Wirbelsäule einnehmen. Aber auch zur sofortigen Entlastung nach dem Abklingen der akuten heftigen Beschwerden, wenn Sie etwa feststellen, dass Ihr Rücken müde wird, oder beim erneuten Beginn von Beschwerden sollten Sie die Stufenlagerung einnehmen. Ebenso bei leichteren Beschwerden und vorbeugend tun Sie Ihrem Rücken etwas Gutes, wenn Sie zur Entspannung die Stufenlagerung in Ihren Tagesablauf einplanen.

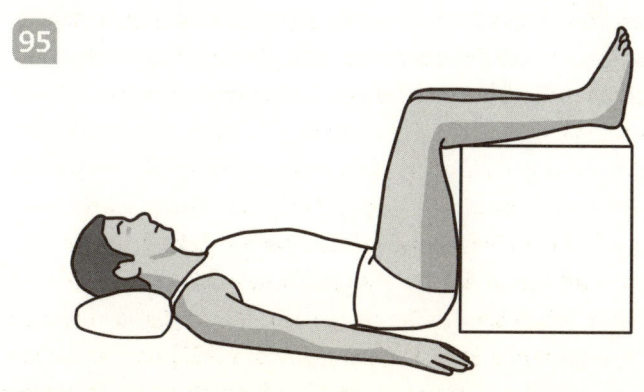

95

❷ Lokale Maßnahmen bei akuten Beschwerden zur ersten Hilfe

Akute Schmerzen lindert meist eine *Eismassage*. Sie unterbricht den Teufelskreis Schmerz – vermehrte Muskelspannung – verminderte Durchblutung – größerer Schmerz. Nehmen Sie für die Massage einen mit gefrorenem Wasser gefüllten Joghurtbecher, den Sie mit einem Baumwolltuch bedecken (alternativ mehrere Eiswürfel in ein Baumwolltuch einschlagen). Massieren Sie damit die Muskulatur im Wirbelsäulenbereich maximal 5–7 Minuten. Direkt nach der Eismassage versuchen Sie sehr vorsichtig, sich ein wenig zu strecken und zu dehnen, wenn Ihnen dies ohne Schmerzen möglich ist. Anschließend reiben Sie den massierten Bereich mit einer handelsüblichen durchblutungsfördernden und schmerzlindernden Salbe ein und ziehen sich warm an. Ruhen Sie sich anschließend in der Stufenlagerung aus (s. S. 157).

Zur unmittelbaren Entspannung verkrampfter Muskulatur ist oft eine *heiße Dusche* geeignet. Richten Sie dazu den Duschstrahl in etwa mittelstarker Intensität 5–10 Minuten auf den schmerzenden Rückenbereich, wenn Ihnen dies guttut (s. S. 148). Anschließend lassen Sie Ihren Rücken von einem Partner locker und weich massieren (s. Akupressurmassage, S. 149 ff.). Entspannen Sie dann in der Stufenlagerung. Keine Selbstbehandlung bei sehr heftigen akuten Beschwerden!

❸ Visualisierungsübung zur Schmerzbewältigung (ca. 15–30 Minuten)

Setzen oder legen Sie sich hin, bei akuten Beschwerden in die Entlastungslagerung. Ideal wäre es, diese Übung mit einer Entspannungsübung wie dem inneren Lächeln oder einer Atemübung zu beginnen (s. S. 44f. oder 41ff.). Falls dies nicht geht, weil zum Beispiel die Schmerzen zu stark sind, nehmen Sie sich die Zeit, die Sie persönlich brauchen, um möglichst zur Ruhe zu kommen, und atmen Sie tief, ruhig und gleichmäßig. Es gibt keinen Stress, nur noch Sie und den Schmerz. Wenn Sie den für Sie momentan größtmöglichen Entspannungszustand erreicht haben, machen Sie sich klar, wo sich die Schmerzen genau befinden. Versuchen Sie, das schmerzende Gebiet oder die schmerzende Stelle so neutral wie möglich wahrzunehmen, ohne zu werten, zu urteilen – und wenn doch, spielt auch dies nun keine Rolle mehr. Lokalisieren Sie die Umrisse der schmerzenden Stelle oder des schmerzenden Gebiets so genau wie möglich. Wo sitzt der Schmerz im Rücken? Am Übergang Wirbelsäule-Kreuzbein, im Lenden-, Brust- oder Nacken-Hals-Bereich? Strahlt der Schmerz in die Hüfte oder in das Bein, in Nacken oder Schulter aus? Oder spüren Sie die Schmerzen im ganzen oberen oder unteren Rücken?

Beginnen Sie nun mit der Visualisierung. Stellen Sie sich einen Ball vor, der das ganze Schmerzgebiet umfasst, lassen Sie sich Zeit mit dieser Visualisierung und atmen Sie tief, ruhig und gleichmäßig. Der Ball muss nicht kreisrund sein, wichtig ist, dass er das schmerzende Gebiet umfasst. Konzentrieren Sie sich auf die Atmung und atmen Sie weiter tief, ruhig und gleichmäßig.

Empfinden sie nun den Schmerz: Ist er eher dumpf oder stechend, ziehend oder pochend, tritt er nur bei bestimmten Bewegungen auf oder ständig? Bleiben Sie bei dieser Empfindung, nachdem Sie sie präzisiert haben.

Lassen Sie nun ein inneres Lächeln entstehen, denken Sie an einen glücklichen Moment in Ihrem Leben und lassen Sie das Gefühl, das Sie damals hatten, in sich wachsen. Lassen Sie sich Zeit damit, bis dieses Gefühl zuerst Ihre Brust und nach und nach Ihren ganzen Körper erfasst. Nehmen Sie dieses Lächeln schließlich in den Schmerzball hinein und stellen Sie sich gleichzeitig vor, wie er ganz allmählich immer kleiner wird. Zwingen Sie sich nicht dabei, lassen Sie es geschehen. Atmen Sie weiter ruhig, tief und gleichmäßig. Wenn der Ball ganz klein geworden ist, lassen Sie ihn sich in Luft auflösen und ihn verschwinden.

Beenden Sie diese Übung, indem Sie langsam wieder zurückkehren. Konzentrieren Sie sich auf Ihre Atmung und atmen Sie 5-mal tief, ruhig und gleichmäßig ein und aus, wobei Sie nach und nach mit jedem Atemzug mehr in die Alltagswirklichkeit zurückkehren. Nach dem 5. Atemzug öffnen Sie die Augen und ballen 5-mal kräftig die Fäuste.

Diese Übung können Sie bei jeder Form von Schmerzen mehrmals am Tag machen. Durch die Konzentration auf das Schmerzgebiet sorgen Sie für eine bessere Energiezirkulation, sie bringen Qi dorthin, sodass Durchblutung und Zellstoffwechsel angeregt werden.

Wegweiser für Expertenhilfe bei Rückenbeschwerden

Eine Vielzahl verschiedener therapeutischer Methoden wird von Ärzten, Heilpraktikern und Physiotherapeuten zur Behandlung von Rückenbeschwerden angeboten. Damit Sie sich in diesem nicht ganz übersichtlichen Therapiedschungel besser zurechtfinden können, wird in diesem Kapitel ein kurzer Überblick über nachgewiesenermaßen wirksame Methoden gegeben. Beispielsweise kann Akupunktur in Kombination mit Osteopathie oder manueller Therapie in vielen Fällen helfen, die Beschwerden zu lindern und auch die Ursache zu beheben. Andere Methoden sind dagegen speziell geeignet, um die Körperhaltung zu verbessern oder die Schmerzen zu lindern. Da es neben Erkrankungen der Wirbelsäule und der zugehörigen Muskulatur noch zahlreiche weitere mögliche Auslöser für Schmerzen am Rücken gibt, muss die genaue Ursache aber zunächst von einem erfahrenen Arzt oder Heilpraktiker abgeklärt werden!

❶ Manuelle Medizin

Handgriffe zur Wiederherstellung der Funktion der Wirbelsäulengelenke sind in der Medizingeschichte schon aus der Zeit 4000 Jahre vor Christus aus Ägypten überliefert. Einfache Handgriffe zum »Knochenrichten« werden in der Volksheilkunde bis heute durch sogenannte

»Knocheneinrenker« und »Ziehleut« von Generation zu Generation weitergegeben. Hippokrates, der Vater der heutigen wissenschaftlichen Medizin, erkannte allerdings bereits vor 2000 Jahren, dass die Bedeutung der Wirbelsäule für unsere Gesundheit über die rein funktionellen Störungen und Bewegungseinschränkungen weit hinausgeht. So sagte er zum Beispiel: »Erlanget Wissen über das Rückgrat, denn von diesem gehen viele Krankheiten aus.«

Heute beschäftigen sich die verschiedenen Formen der manuellen Medizin damit, Funktionsstörungen und Schmerzzustände des Haltungs- und Bewegungsapparats (Wirbelsäule, Gelenke, Muskeln, Sehnen etc.) zu lindern und eine reibungslose Funktion wiederherzustellen. Unter dem Begriff »manuelle Medizin« werden verschiedene therapeutische Verfahren zusammengefasst, etwa *manuelle Therapie*, *Osteopathie*, *Chiropraktik* und *Chirotherapie*, die im allgemeinen Sprachgebrauch oft bedeutungsgleich verwendet werden. Die genannten Verfahren sind mittlerweile ziemlich komplex und haben mit einem einfachen »Knocheneinrenken« nichts mehr zu tun. Gemeinsam ist allen, dass mit den Händen behandelt wird (lat. manus = Hand), also ohne technische Geräte und Hilfsmittel. Die therapeutischen Ansätze allerdings unterscheiden sich beträchtlich. Im folgenden Abschnitt werden die wichtigsten gemeinsamen Aspekte der genannten Therapieverfahren dargestellt. Eine kurze darüber hinausgehende Beschreibung finden Sie weiter unten in alphabetischer Reihenfolge.

Kostenübernahme: Die Therapiekosten für Physiotherapie (manuelle Therapie, Krankengymnastik, Massage, Elektrotherapie, Wärmepackungen usw.) werden von allen Kassen übernommen, wenn die Therapie von Orthopäden oder Ärzten für physikalische Medizin verordnet wurde, allerdings in begrenztem Umfang. Chirotherapie ist ein gesetzlich geschützter Begriff für Ärzte mit entsprechender Weiterbildung und als Behandlungsform ebenfalls von allen Kassen anerkannt. Osteopathie wird von Ärzten, Heilpraktikern und Physiotherapeuten angeboten; die Kosten werden von Privatkassen erstattet, bei Physiotherapeuten nur nach fachärztlicher Verordnung durch einen Orthopäden oder Arzt für physikalische Medizin. Chiropraktik wird von Ärzten und Heilpraktikern durchgeführt, wobei die Kosten ebenfalls nur von Privatkassen erstattet werden. Die Kosten für Akupunktur bei Schmerzen des Bewegungsapparats werden von allen Kassen übernommen, wenn sie von Ärzten ausgeführt wird; die Akupunkturbehandlung bei einem Heilpraktiker wird allerdings nur von Privatkassen bezahlt.

Gemeinsamkeiten der Therapieverfahren der manuellen Medizin

Einer gestörten Funktion unserer Wirbelsäule liegt aus Sicht sowohl des Chirotherapeuten als auch des Chiropraktikers, des Osteopathen und des manuellen Therapeuten meist die Blockade eines oder mehrerer Wirbel zugrunde. Man spricht dann auch von Subluxationen (leichten Verschiebungen der Wirbel zueinander). Viele körperliche Beschwerden, nicht nur Rückenschmerzen, lassen sich auf Blockaden oder Fehlstellungen von Gelenken, speziell der Wirbelsäule, zurückführen. Häufige mögliche Ursachen sind zum Beispiel das Heben schwerer Lasten in gebückter Haltung, lang andauernde Fehlhaltungen mit Verkrümmungen der Wirbelsäule, längere Zwangshaltungen bei Arbeiten in unbequemer Stellung oder Unfälle mit Schleudertrauma. In den von Blockaden betroffenen Abschnitten der Wirbelsäule werden oft Nervenwurzeln gereizt, die normalerweise Empfindungen aus dem ganzen Körper an das Gehirn weiterleiten. Dadurch können Fehlinformationen entstehen, die im Gehirn und Rückenmark Schmerzempfindungen und Schutzreflexe auslösen. Das ist der Grund, warum Blockaden für eine ganze Reihe von Beschwerden verantwortlich sein können, die zum Teil auch weit entfernt von der Wirbelsäule auftreten:

Blockaden der Halswirbelsäule: Kopfschmerzen, Schwindel, Hör- und Sehstörungen, Gedächtnis- und Konzentrationsschwierigkeiten, psychische Veränderungen, Schlafstörungen, Herzbeschwerden.

Blockaden der Brustwirbelsäule: Schulterschmerzen, Bauchschmerzen, Herzbeschwerden, Atemstörungen, Magen- und Verdauungsstörungen.

Blockaden der Lendenwirbelsäule und des Übergangs von Kreuzbein und Darmbein: Nierenschmerzen, Darmkrämpfe, Unterleibsschmerzen, Prostatabeschwerden, Hüftbeschwerden, Bein- und Kniebeschwerden, Fußschmerzen.

Dehnung und Mobilisation: Je mehr Erfahrung ein Therapeut der manuellen Medizin hat, umso besser kann er Muskelverhärtungen und Wirbelfehlstellungen aufspüren. Bei der Behandlung lockert und dehnt der Therapeut die Muskeln und mobilisiert die Gelenke, um den Bewegungsspielraum zu vergrößern und die Blockierung aufzuheben. Dabei wird heute bei den professionellen modernen Verfahren in der Regel nur noch die minimal notwendige Kraft eingesetzt.

Manipulation: Manipulative spezielle Handgriffe zur Korrektur einer Wirbelfehlstellung werden mit einem genau dosierten raschen Kraftimpuls durchgeführt. Oft ist dabei ein kurzes Knacksen zu hören. Manipulationen dürfen nur von Ärzten oder Heilpraktikern mit einer Zusatzausbildung im Bereich der Chirotherapie, Chiropraktik oder Osteopathie durchgeführt werden. In der Mehrzahl der Fälle sind manipulative Eingriffe zur Linderung der Beschwerden nach Erfahrung des Autors allerdings nicht notwendig und die Mobilisierung durch »weiche Techniken« ausreichend. Ausnahme ist manchmal die akute Blockade eines Wirbels, etwa nach dem Heben einer schweren Last in gebückter Haltung.

Mögliche Risiken: Mobilisierende Eingriffe sind in der Regel wenig riskant. Vor Manipulationen muss geröntgt werden, wenn der Verdacht besteht, dass die Ursache der Schmerzen in einer Knochenkrankheit wie Osteoporose (»Knochenschwund«), einer angeborenen Wirbelverwachsung, in Gelenkverschleiß, einem Knochenbruch oder einem bislang unentdeckten Tumor besteht. Bei einem akuten Bandscheibenvorfall mit Nervenreizung dürfen ebenfalls keine Manipulationen durchgeführt werden. Manipulationen an der Halswirbelsäule sollten nur von erfahrenen Therapeuten durchgeführt werden, da unter Umständen die Gefahr der Verletzung einer Halsarterie besteht.

Beschwerden, die durch Verschleiß, Entzündungen oder strukturelle Veränderungen (z. B. Osteoporose) entstehen oder die durch Reflexe aufgrund von Erkrankungen innerer Organe verursacht werden, bessern sich durch manuelle Medizin in der Regel nicht.

Um ein erneutes Auftreten von Blockaden zu verhindern, müssen Haltungsfehler grundsätzlich korrigiert und die Muskulatur auftrainiert werden. Durch regelmäßige sportliche Betätigung kann die Rücken- und Bauchmuskulatur so trainiert werden, dass sie die Wirbelsäule stützt und entlastet wie ein Korsett. Das ist unbedingt notwendig, damit Sie nach einem halben Jahr nicht wieder einen Manualtherapeuten aufsuchen müssen.

Kurzbeschreibung der therapeutischen Verfahren der manuellen Medizin

Chiropraktik: Der Name Chiropraktik leitet sich von dem griechischen Wort für Hand (= Cheir) ab. Gute Chiropraktikausbildungen sind mehrjährig und lehnen sich an die Standards an, die von der WHO (Weltgesundheitsorganisation) vorgegeben werden. In den USA schließt man das Studium der Chiropraktik mit dem D.C., dem Doktor der Chiropraktik, ab. Ursprünglich wurde die Chiropraktik von dem Amerikaner

D.D. Palmer als ein vereinfachtes osteopathisches, rein symptomorientiertes Behandlungssystem gelehrt. Erst in den letzten Jahrzehnten wurde sie zu einer ganzheitlichen Therapiemethode weiterentwickelt, bei der nicht mehr nur die Knochen und Gelenke behandelt werden, wie unter manueller Medizin beschrieben, sondern der ganze Mensch, zum Beispiel mit Nervenimpulstechniken. Wie in der Osteopathie kommen heute auch in der Chiropraktik vorwiegend weiche Techniken zur Anwendung, bei denen nur noch mit minimalem Krafteinsatz gearbeitet wird. Empfehlenswert sind Chiropraktiker mit einer Ausbildung nach WHO-Standard und die Chiropraktik nach Ackermann.

Chirotherapie: Abgeleitet und weiterentwickelt aus älteren Formen der Osteopathie und Chiropraktik, beschäftigt sich die Chirotherapie mit den Störungen der Funktion des Bewegungsapparats, speziell der Wirbelsäule, nach wissenschaftlichen Gesichtspunkten. Durch chirotherapeutische Handgriffe lassen sich Blockierungen und vorübergehende Verschiebungen und Fehlstellungen der Wirbelsäule und der Gelenke lösen, die Schmerzen, Bewegungseinschränkungen und Verspannungen der Muskulatur oder auch andere Beschwerden verursachen. Therapieansatz und -möglichkeiten sind im Vergleich zu professioneller Osteopathie und Chiropraktik deutlich eingeschränkter.

Craniosacrale Therapie: Teilgebiet der Osteopathie, das inzwischen von Ärzten, Heilpraktikern und Physiotherapeuten häufig angeboten wird. Durch sanfte Manipulation an den Schädelknochen (Cranium), dem Kreuzbein (Sacrum) und der Wirbelsäule versucht der Therapeut Spannungen, Fehlstellungen und Traumen ausfindig zu machen und zu lösen. Ein guter Craniotherapeut erfühlt die Blockade und wie sie sich auf die Körperstruktur auswirkt. Die Ergebnisse sind oft verblüffend, gerade bei Kindern und Neugeborenen. Häufig wird auch die psychische Befindlichkeit tiefgehend beeinflusst. Der Behandlungserfolg steht und fällt hier besonders mit dem Feingefühl und Geschick des Therapeuten.

Manuelle Therapie: Die manuelle Therapie wird von Physiotherapeuten mit der entsprechenden Zusatzqualifikation durchgeführt. Sie dient in erster Linie dazu, Funktionsstörungen des Bewegungsapparats zu behandeln, beschränkt sich also auf die Behandlung von Muskeln, Gelenken und Nerven. Hat der Therapeut die Ursache der Beschwerden ausfindig gemacht, wird die Therapie in der Regel in Form einer Mobilisation durchgeführt. Dadurch sollen Bewegungseinschränkungen behoben und Schmerzen gelindert werden. Da die manuelle Therapie aus Elementen der Osteopathie und Chiropraktik entwickelt wurde, gibt es zahlreiche Übereinstimmungen und Verwandtschaften mit auch dort verwendeten therapeutischen Techniken. Ein Gütesiegel ist die Bezeichnung »OMT« (Orthopedic manipulative Therapist), die ein Physiotherapeut nach mindestens 1000 Stunden Weiterbildung in manueller Therapie erhält.

Osteopathie (griech. osteo = Knochen, pathos = Leiden): Entwickelt wurde die Osteopathie von dem Amerikaner A. T. Still als ganzheitliches Therapiesystem. Ähnlich der Chiropraktik hat auch die Osteopathie eine langjährige Entwicklung hinter sich. Die heutigen osteopathischen Schulen arbeiten nach der Devise: Der Körper heilt sich selbst am besten, da er die Fähigkeit besitzt, sich selbst zu regulieren und zu heilen. Aus diesem Grund versucht ein Osteopath mit überwiegend sanften Techniken Spannungszustände der verschiedenen Gewebe zu lockern. Jedes menschliche Gewebe kann osteopathisch behandelt werden, nicht nur Wirbelsäule, Gelenke, Muskeln und Bänder, sondern auch die Eingeweide (viscerale Osteopathie nach Barral/Weissschenk) und das Gehirn sowie das Gewebe, das dieses umgibt (craniosacrale Osteopathie nach Sutherland/Upledger). In den USA gibt es ein mehrjähriges Studium zum osteopathischen Arzt (D.O.). Mehrjährige, meist qualitativ hochwertige Ausbildungen in Deutschland und Europa werden meist berufsbegleitend für Ärzte, Heilpraktiker, Physiotherapeuten und Masseure angeboten. In absehbarer Zeit werden wohl hier, wie auch für die Chiropraktik, EU-einheitliche Standards geschaffen werden.

Physiotherapie: Zur Physiotherapie rechnet man heute die physikalische Therapie (Massage, Lymphdrainage, Wärme/Kälte-, Elektro-, Infrarot- und UV-Licht-Behandlungen, Wasseranwendungen), krankengymnastische Behandlungstechniken und zahlreiche verschiedene Spezialgebiete wie Sportphysiotherapie, Fußreflexzonentherapie, Schwangerschaftsgymnastik usw. Als Verfahren zur direkten Funktionswiederherstellung der Gelenke können Physiotherapeuten die manuelle Therapie lernen. Weitere wichtige physiotherapeutische Anwendungen bei Rückenbeschwerden sind Krankengymnastik zum Aufbau stützender Muskulatur und zur Verbesserung der Körperhaltung sowie Massage und Wärmebehandlungen zur Lockerung verspannter Muskulatur. Für eine Kostenerstattung durch die Krankenkasse muss Physiotherapie durch den behandelnden Arzt nach zuvor erfolgter Diagnosestellung verordnet werden.

❷ Weitere für Rückenbeschwerden geeignete manuelle Verfahren

Alexander-Technik (s. S. 33 ff.): Das Verfahren ist benannt nach dem australischen Schauspieler F. M. Alexander, der sich damit von Stimm- und Atmungsproblemen befreite. Mithilfe der Alexander-Technik wird versucht, sich der eigenen Körperhaltung und alltäglicher Bewegungsabläufe bewusst zu werden. Indem man mithilfe mentaler Befehle eine möglichst ideale Körperhaltung einzunehmen lernt, gebraucht man seinen Körper wieder natürlich und harmonisch, wodurch späteren Schäden von Wirbeln, Gelenken und Bandscheiben vorgebeugt und bestehende Beschwerden gelindert werden. Zur Korrektur der eigenen Haltung ist die Alexander-Technik sehr wirksam und leider zu Unrecht in den letzten Jahren etwas in Vergessenheit geraten.

Dorn-Therapie: Die von dem medizinischen Laien Dieter Dorn entwickelte Wirbelsäulentherapie hat sich besonders unter Heilpraktikern und Physiotherapeuten sehr verbreitet. Sie erfreut sich bei Patienten und Therapeuten großer Beliebtheit, da mithilfe relativ einfacher, weicher Techniken oft gute Erfolge erreicht werden können. Wie bei den anderen manuellen Verfahren auch wird versucht, blockierte Wirbel zunächst zu mobilisieren und anschließend zu repositionieren. Um ein erneutes Auftreten der Blockaden zu verhindern, werden dem Patienten verschiedene einfache Übungen als Hausaufgabe mitgegeben, wie dies bei allen manuellen Verfahren in der Regel gemacht wird.

Feldenkrais-Methode: Für den Begründer dieser Methode, den Physiker Moshe Feldenkrais, war Bewegung Grundlage des Bewusstseins. Falsche Bewegungsmuster werden durch Selbstbeobachtung bewusst gemacht und durch neue, entspannte Bewegungsabläufe ersetzt. Kernpunkt der Methode ist die Bewegung mit weitgehend entspannten Muskeln und Sehnen. Erfahrungsgemäß verbessern sich mit zunehmender Übung Körperbewusstsein und Körperhaltung, aber auch Bewegungseinschränkungen und Schmerzen.

Medi-Taping: Das Medi-Taping hat sich aus dem japanischen Kinesio-Taping entwickelt und rasch unter Ärzten, Heilpraktikern und Physiotherapeuten verbreitet. Die neue Technik arbeitet mit Tapes in verschiedenen Elastizitätsstärken, die vom Therapeuten wie ein funktioneller Verband in einer bestimmten Weise auf der Haut angebracht werden. Die Haut hebt sich daraufhin an, was zu einer sofortigen Druckreduzierung führt, wodurch die lokale Blutzirkulation und Lymphabfuhr wiederhergestellt werden. Der Druck auf die Schmerzrezeptoren nimmt ab, der empfundene Schmerz vermindert sich oder verschwindet ganz. Taping kann bei richtiger Anwendung häufig die Beschwerden lindern und ist aus der Sportmedizin nicht mehr wegzudenken. Häufig angewandt wird es zum Beispiel bei Gelenk-, Rücken- und Muskelschmerzen und zur Unterstützung der Gelenkfunktion. Ursächlich kann in der Regel nicht therapiert werden.

Shiatsu: Die japanische Shiatsumassage (Fingerdruckmassage) hat sich aus der chinesischen Tuinatherapie heraus entwickelt. Ähnlich wie bei Tuina werden im Shiatsu einzelne Akupunkturpunkte stimuliert und die Energie entlang der Meridiane ausgeglichen. Auch gibt es Techniken zur Lockerung der Muskulatur und Mobilisierung der Gelenke. Im Vordergrund stehen allerdings die sanfte energetische Körperarbeit und die geistig-seelische Harmonisierung.

Tuinatherapie: Die Tuinatherapie gehört zusammen mit Akupunktur, Qi-Gong, Pflanzenheilkunde und Diätetik zum umfassenden Medizinsystem der traditionellen chinesischen Medizin (TCM). »Tui« (schieben, drücken) »na« (greifen, ziehen) ist der chinesische Begriff für eine manuelle Behandlung. Manche Bewegungen in einer Tuina-Behandlung erinnern an unsere Massagen, andere kennt man vielleicht aus der Osteopathie. Die Akupressur bestimmter Meridianpunkte und das Fördern des Energieflusses der Energieleitbahnen (Meridiane) sind neben Techniken zur Lockerung der Muskulatur und zur Mobilisierung der Gelenke ein wichtiger Bestandteil der Tuinatherapie. Wie bei jedem Zweig der TCM besteht der ganzheitliche Ansatz darin, unsere Energie wieder zum Fließen zu bringen, Yin und Yang auszugleichen und unseren Körper bei seiner Heilungsarbeit zu unterstützen. Aus diesem Grund kann Tuina neben Beschwerden des Bewegungsapparats auch bei Erkrankungen wie Asthma, Reizdarm, Bluthochdruck, bei Schlafstörungen und Erschöpfungszuständen eingesetzt werden. Die Tuinatherapie ergänzt in idealer Weise eine Akupunkturbehandlung und steigert deren Effizienz, ähnlich einer Kombination von Akupunktur mit manueller Medizin. Die Erfolge sind ähnlich gut. In China kann Tuina als Zweig der TCM studiert und mit dem Doktortitel abgeschlossen werden.

Zilgrei-Methode: Die Methode wurde von dem amerikanischen Chiropraktiker Hans Greissing gemeinsam mit der Italienerin Zillo entwickelt. Bei der Zilgrei-Methode werden bestimmte, aus chiropraktischen Techniken abgeleitete Bewegungen in Kombination mit einer speziellen Atemtechnik durchgeführt. Auf diese Weise soll nach und nach eine Entlastung des schmerzenden Gewebes bis hin zur Schmerzfreiheit erreicht werden. Zilgrei eignet sich hervorragend für die Selbstbehandlung, da nur in der beschwerdefreien Richtung gearbeitet wird. Ein Zilgrei-Therapeut gibt daher auch überwiegend Anleitung zur Selbsthilfe. Die Methode wird vor allem bei chronischen Rückenbeschwerden, Haltungsschäden, Kopfschmerzen, Durchblutungsstörungen und Stressbelastung durchgeführt, ist einfach und nebenwirkungsarm.

Sonstige Verfahren: Neben den aufgezählten therapeutischen Verfahren gibt es noch eine große Anzahl weiterer – teils moderne Spezialverfahren, teils altbewährte Methoden wie die Triggerpunkttherapie (Schmerzpunkttherapie) oder Periostmassage (Knochenhautmassage). Diese können im Einzelfall durchaus gute Wirkung haben, sind allerdings keine eigenständigen Therapieformen, sondern Spezialverfahren zur Behandlung bestimmter Beschwerden unseres Bewegungsapparats.

❸ Weitere Möglichkeiten des naturheilkundlich orientierten Therapeuten

Akupunktur: Akupunktur ist eine der effektivsten naturheilkundlichen Therapien zur Behandlung sowohl akuter als auch chronischer Rücken- und Gelenkbeschwerden. Auch bei einem Bandscheibenvorfall kann sie zur Schmerzlinderung eingesetzt werden. Zusätzlich sollte, sobald dies wieder möglich ist, eine osteopathische Behandlung oder manuelle

Therapie erfolgen. Als wichtiger Bestandteil der traditionellen chinesischen Medizin hilft Akupunktur, das Energiesystem unseres Körpers zu harmonisieren. Je nach Zustand der energetischen Leitbahnen (Meridiane) in unserem Körper, können innere und äußere Krankheitsursachen wie zum Beispiel klimatische Einflüsse, Krankheitserreger, falsche Ernährung und das Überwiegen bestimmter Emotionen unsere Gesundheit mehr oder weniger stark beeinträchtigen. Auch Rückenschmerzen sind Ausdruck eines solchen Ungleichgewichts aus Sicht der chinesischen Medizin. Wird das Ungleichgewicht behoben, wird auch der Rückenschmerz verschwinden. Wichtig ist, dass Sie sich einem erfahrenen Akupunkteur anvertrauen, der die Akupunkturnadeln nicht nach auswendig gelernten Punkterezepten setzt, sondern nach eingehender Prüfung der energetischen Situation des Patienten durch Befragung, Untersuchung und ausführliche Puls- und Zungendiagnose. Nur dann ist Akupunktur auch ganzheitlich!

Eine optimale Kombination zur Linderung von Rückenbeschwerden ist die Anwendung von Akupunktur zusammen mit Tuina oder einer gleichwertigen manuellen Therapie. Zusätzlich nützlich sind manchmal auch bestimmte Punkte aus der Ohrakupunktur.

Ausleitungsverfahren: Zu den schmerzlindernden Therapien bei Rückenbeschwerden gehören auch bestimmte Ausleitungsverfahren wie Schröpfen, Baunscheidtieren, Gua Sha (chinesische Schabetechnik) oder Blasen ziehende Pflaster. Sie kommen vor allem bei chronischen Rückenschmerzen zur Anwendung.

Blasen ziehende Pflaster wie das Cantharidenpflaster (stark hautreizend, führt zur Bildung von Blasen und Quaddeln!) bringen bei den meisten Schmerzsyndromen der Wirbelsäule Erleichterung, da sie lokal Durchblutung und Lymphfluss fördern, Giftstoffe ausleiten und den Stoffwechsel anregen. Auch schwächer wirksame, nur die Durchblutung fördernde Pflaster wie ABC-Pflaster usw. bringen oft Erleichterung bei chronischen Beschwerden. Schröpfen, Baunscheidtieren und Gua Sha sind weitere bewährte Ausleitungsverfahren, die ebenfalls Entgiftung, Lymphfluss und Durchblutung anregen und bei Rückenschmerzen aller Art Anwendung finden. Um mithilfe dieser Verfahren Schmerzlinderung zu erreichen, brauchen Sie einen darin erfahrenen Therapeuten.

Neuraltherapie: In der Neuraltherapie wird davon ausgegangen, dass chronische Beschwerden durch Störfelder verursacht und in Gang gehalten werden können. Dabei kann jedes Organ und jede krankhaft veränderte Stelle, wie zum Beispiel Narben, ein Störfeld sein und eine Dauerstresssituation schaffen, die über neurale Reflexe zu chronischen Schmerzen führt. Häufige Störfelder sind die Mandeln, Herde im Zahn-Kiefer-Bereich, die Nebenhöhlen und Narben. Ist die Ursache der Rückenbeschwerden unklar, müssen immer auch mögliche Störfelder gesucht und behandelt werden. Darüber hinaus kann die Neuraltherapie mit Hilfe bestimmter Injektionen und Quaddelungen oft auch direkt zur Schmerzlinderung führen. Ein Beispiel ist die lokale Betäubung der gereizten Nerven bei akuten Schmerzen, um den Schmerzkreislauf zu unterbrechen.

Säuren-Basen-Gleichgewicht: Wer sauer ist, bekommt eher Schmerzen! Auf Dauer führen ungünstige Ernährungsgewohnheiten (zu viel, zu süß, zu fett, zu eiweißreich) zu einer Verschiebung des für unsere Gesundheit so wichtigen Säuren-Basen-Gleichgewichts. Durch ein Übermaß säurebildender Lebensmittel wie Fabrikzucker, Weißmehl und Weißmehlprodukte, Fleisch und Wurst, gehärtete raffinierte Fette und Öle, Bohnenkaffee, schwarzer Tee und Alkohol kommt es im Laufe der Jahre zur Übersäuerung der Körpergewebe, ein Boden, auf dem verschiedenste Krankheiten entstehen können. Jeder Rheumatiker weiß, wie wichtig Ernährung und Stoffwechsel sind. Um Ihre Ernährung auf eine geeignete basenüberschüssige Nahrung umzustellen, sollten Sie sich mit einem darin erfahrenen Therapeuten besprechen. Zur Entschlackung und Anregung des Stoffwechsels sind Fastenkuren oder Stoffwechselkuren, wie zum Beispiel die F.-X.-Mayr-Kur, gut geeignet.

TENS: Unter TENS versteht man die **T**ranskutane **E**lektrische **N**ervenstimulation. Durch diese Form der Reizstromtherapie werden unter der Haut liegende Nervenfasern blockiert, sodass Schmerzimpulse vorübergehend nicht mehr weitergeleitet werden. Die Therapie wird symptomatisch zur Schmerzlinderung, Muskelentspannung und Durchblutungsförderung angewendet. Der Patient spürt nur ein leichtes Vibrieren oder Kribbeln. Bei chronischen Schmerzen wie z. B. Rückenschmerzen werden die Kosten für ein TENS-Gerät oft auch von der Krankenkasse übernommen, sodass der Patient die Therapie selbst zu Hause durchführen kann.

Sonstige Verfahren: Es würde den Rahmen dieses Buches sprengen, an dieser Stelle genauer auf weitere Verfahren einzugehen, die begleitend oder auch ursächlich wirksam sein können. Dazu gehören die Homöopathie und Spagyrik mit ihren nicht selten erstaunlichen Erfolgen, die anthroposophische Medizin nach Rudolf Steiner und die Phythotherapie (Pflanzenheilkunde), die in Form individuell verabreichter oral einzunehmender Präparate oder in Form von Injektionen häufig zur erfolgreichen Beschwerdelinderung bei Rückenbeschwerden beitragen kann.

Literaturverzeichnis

Augustin, Matthias/Schmiedel, Volker: Praxisleitfaden Naturheilkunde. Urban & Fischer Verlag, München 2000.

Barlow, Wilfred: Die Alexandertechnik. Kösel Verlag, München 1987.

Brunkhorst, Helko: Rücken Qi Gong. Joy Verlag, Oy-Mittelberg 2009.

Buskies, Wolfgang/Tiemann, Michael/Brehm, Walter: Rückentraining sanft und effektiv. Meyer & Meyer Verlag, Aachen 2006.

Dreher-Edelmann, Gabriele: Gymnastik für die Wirbelsäule. Elsevier Verlag, München 2008.

Halmich, Regina: Die Kraft ist weiblich. Irisiana Verlag, München 2003.

Höfler, Heike: Die Nackenschule. BLV, München 2007.

Jochum, Inka: Das Nacken- und Schulterheilbuch. Nymphenburger Verlag, München 2008.

Jochum, Inka: Das Rückenheilbuch. Nymphenburger Verlag, München 2009.

Serizawa Katsusuke: Tsubo. WBW Biologisch-Medizinische Verlagsgesellschaft, Schorndorf 1979.

Lien, Torsten/Dobler, Tobias: Leitfaden Osteopathie. Elsevier Verlag, München 2008.

Maciocia, Giovanni: Die Grundlagen der chinesischen Medizin. VGM Verlag für ganzheitliche Medizin, Kötzting 1997.

Möhring, Wolfgang: Der kleine Rückentrainer. Wilhelm Heyne Verlag, München 2002.

Möhring, Wolfgang: Heilen mit Akupressur. Knaur Verlag, München 2007.

Pitzen, Peter/Rössler, Helmut: Orthopädie. Urban & Schwarzenberg, München 1999.